实用家庭养生方法

放松心情之道

主　编　庞保珍

副主编　庞清洋　庞慧卿　庞慧英

编　委　庞保珍　庞清洋　庞慧卿
　　　　庞慧英　赵焕云　郑　燕
　　　　李海东

中医古籍出版社

图书在版编目（CIP）数据

放松心情之道/庞保珍主编．－北京：中医古籍出版社，2012.9
（实用家庭养生方法）
ISBN 978－7－5152－0267－9

Ⅰ．①放…　Ⅱ．①庞…　Ⅲ．①心理保健　Ⅳ．①R161.1

中国版本图书馆 CIP 数据核字（2012）第 201345 号

放松心情之道

庞保珍　主编

责任编辑　李艳艳
封面设计　韩博玥
出版发行　中医古籍出版社
社　　址　北京东直门内南小街 16 号（100700）
印　　刷　三河市华东印刷有限公司
开　　本　710mm×1000mm　1/16
印　　张　14
字　　数　180 千字
版　　次　2012 年 9 月第 1 版　2012 年 9 月第 1 次印刷
印　　数　0001～3000 册
ISBN　978－7－5152－0267－9
定　　价　19.00 元（全套 67.00 元）

主编简介

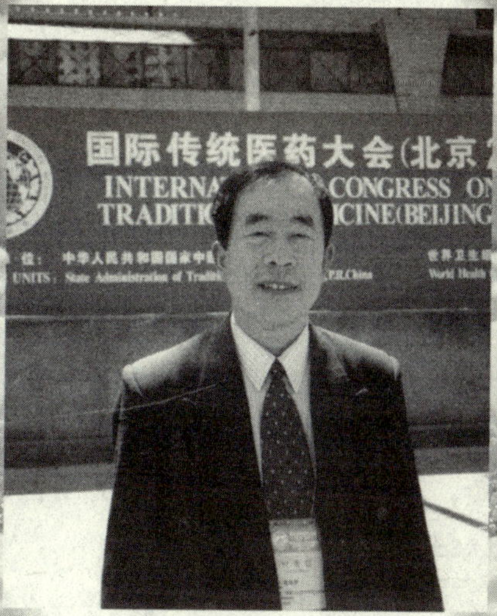

主编：庞保珍

庞保珍，男，1958年出生，山东省聊城市东昌府区人。现任山东省聊城市中医医院副主任医师，著名不孕不育专家、养生专家；世界中医药学会联合会药膳食疗研究、妇科专业委员会理事，男科专业委员会常务理事；中华中医药学会妇科分会委员、男科分会常委；中国性学会中医性学专业委员会常务委员；山东中医药学会不孕不育专业委员会副主任委员。聊城市优秀中青年中医药人才。精研于妇科、男科、性医学与养生，对不孕不育、性功能障碍、前列腺炎等妇科、男科病有精深研究，尤其在诊治不孕不育上有较高的学术造诣，对健康长寿之道研究颇深；师从多位名医，学验俱丰。编著《不孕不育中医治疗学》、《不孕不育中医外治法》、《健康长寿学》等专著8部，参编著作2部（副主编1部），发表中医论文180多篇；获国家级、地市级等优秀学术、科技成果奖10余项。获国家专利5项，其中发明专利3项，尤其于不孕症领域国家2项发明专利影响较大。名字与业绩已载入十余部国际和国内名医大词典，被誉为“送子观音”、“养生大家”。

通讯地址：山东省聊城市中医医院（252000）

E－mail：pangbaozhencn@ yahoo. com. cn

电话：13606357986

内容提要

本书分13章，从中医经典、国学经典、国医大师养生经验、中西医两个角度，系统而详细地论述了有关放松心情养生的理论和方法，如系统阐明了放松心情养生的概念、心情过度紧张影响健康长寿、放松心情利于健康长寿、保持心情舒畅的方法、怎样调摄不良心情、古代名人、经典放松心情精要、国学大师放松心情精粹、国医大师放松心情精华等。是一部全面介绍放松心情养生理论与方法的放松心情养生全书，是集历代放松心情养生之大成之作。通过放松心情达到却病延年、养生防病的知识与方法，取材广泛而精当，所介绍的放松心情养生方法非常实用，内容涵盖儒、释、道籍、经史杂著、医药著述等丰富的文献，既有国学经典放松心情精华，又有现代放松心情研究成果，内容丰富，文字通俗易懂，具有较高的科学性、实用性，可供同道、医学生、患者及大众养生保健参考。

促进人类身心健康

振兴中医中药事业

曹开镛

二〇一二年八月九日

著名中医药学家

序

情志和悦，利于生理平衡，有了生理平衡，人体的神经系统，内分泌系统，免疫功能，各器官代偿功能才能处于最佳的协调状态，可减少疾病。“精神内守，病安从来?”。情志失和，则疾病丛生，有“气生百病”之说。人类的大部分疾病都和情绪有关，拥有良好的情绪，不仅可以使我们身心健康，而且非常利于事业成功，所以学会如何放松心情至关重要。

庞保珍医师一直勤奋好学，既善读国学经典，勤求古训，又及时吸收现代研究之精华，博览群书，博采众长。临床上已有较高声誉，科研上已颇有建树，师从多位名医，学验俱丰，可谓大医精诚。他长期从事妇科、男科及性科学的研究，对不孕不育、性功能障碍、前列腺炎等妇科、男科病有精深研究，尤其在诊治不孕不育上有较高的学术造诣，对健康长寿之道研究颇深。他诊病之余，勤于笔耕，在连续编著出版《不孕不育中医治疗学》、《不孕不育中医外治法》之后，又精心主编《放松心情之道》一书。

该书内容丰富，阐述了国学经典、名人关于放松心情的精华，比较系统全面地介绍了如何放松心情的方法，如何保持心情舒畅的方法等，具有较高的实用价值，可供同道、医学生、患者及大众养生参考。生命之贵，贵于千金，送金送银不如授人以健康长寿之道，所以本书也是馈赠亲人和好友的高雅礼品。

该书文字通俗易懂，对于普及健康长寿知识，提高人们健康水平具有重要的意义，故欣然为之序。

博士生导师、教授　李曰庆

2009年8月6日

前　言

长期以来，人们认为无病就是健康，健康是“不生病”或“不虚弱”的表现。随着医学模式的发展及人们对健康要求的不断提高，人们对健康的理解进入了更高的层次，对其内涵有了更深刻的认识。1948 年，WHO 在其宪章中提出了健康新概念，认为“健康不仅是没有疾病和虚弱现象，而且是一种躯体、心理和社会适应方面的完好状态”。20 世纪 70 年代中期这一定义逐渐被人们广泛接受。这就是现代的健康观，或称为积极的健康观。该定义不仅从生理学上，而且从心理和社会学上界定了健康的含义。因此健康概念大大超出了无病的范畴，同时兼顾了人的自然属性和社会属性。

有了心理平衡，才能有生理平衡；有了生理平衡，人体的神经系统，内分泌系统，免疫功能，各器官代偿功能才能处于最佳的协调状态，一切疾病都能减少。正如《素问·上古天真论》所言：“精神内守，病安从来?”。人类的大部分疾病都和情绪有关，拥有良好的情绪，不仅可以使我们身心健康，而且非常利于事业成功，所以我们要学会如何放松心情。虽然目前关于放松心情养生保健的书有一部分，但存在一定的不足：一是专业的医学术语太多、太专业，群众很难看懂；二是虽文字易懂，但医学科学性不够，缺乏养生保健实用价值。因此，为了广泛普及放松心情养生保健知识，提高全民素质，以指导大众合理放松心情、健康长寿，快乐生活，特编著本书。本书初稿于 2009 年完成，初稿完成之后又先后作了多次精心修改，于 2011 年 8 月交稿于中医古籍出版社。

本书尽可能地将散在于古今中外、中西医名人、名著中，有关如何放松心情的精华载入其中，努力吸收国内外中西医有关的最新研究成果，尽可能地全面系统地阐述如何放松心情的理论与方法，即本书比较全面系统的阐述了健康的新概念、心情过度紧张对健康的损害、放松心情的重要性、尤其重点阐述了如何放松心情、健康生活。力求做到科学性、先进性与实用性相结合、力求文字精炼，通俗易懂。

本书承中国性学会中医性学专业委员会主任委员、中华中医药学会外科分会主任委员、北京中医药学会男科分会主任委员、博士生导师李曰庆教授作序；世界中医药学会联合会男科专业委员会会长、国际中医男科学会主席、中华中医药学会男科分会前任主任委员曹开镛欣然为本书题词；另外，在编写过程中参考了一些学者的研究资料，在此一并致以衷心谢忱！

笔者虽欲求尽善尽美，然而书中难免疏漏，祈望同道和读者斧正。

山东省聊城市中医医院不孕不育专家、养生专家　庞保珍

2011 年 8 月 16 日

目　　录

第一章 概 论

1. 古代哲学范畴中神的概念

在古代哲学范畴中，神是指调控宇宙万物发生发展变化的一种力量，是宇宙的主宰及规律。如《周易·系辞上》讲：“阴阳不测谓之神。”《素问·阴阳应象大论》曰：“天地之动静，神明为之纲纪，故能生长收藏，终而复始。”《荀子·礼论》云：“列星随旋，明暗递熠，四时代御，阴阳大化，风雨博施，万物各得其和以生，各得其养以成，不见其事，而见其功，夫是之谓神。”所以古代哲学范畴的神就是有关宇宙万物发生发展变化的认识。

2. 中医学中神的概念

神既是中医学中的概念，也是中国古代哲学中的概念。而中医学的神，是有关人体生命的认识，与古代哲学范畴中神的概念，有着严格的区别。研究人体之神的概念、生成、作用及其与脏腑、精气血相互关系的理论，即是中医学范畴的神学说。

中医认为神是人体生命活动的主宰及其外在总体表现的统称。神的内涵是广泛的，既是一切生理活动、心理活动的主宰，又包括了生命活动外在的体现，其中又将意识、思维、情感等精神活动归纳在狭义之神的范畴。

3. 中医范畴心的概念

心为五脏之一，位于胸中，两肺之间，膈膜之上，外有心包卫护。其形圆而下尖，如未开的莲花。

心的主要生理机能是主血脉、主神明。

主血脉：即指心气推动和调控血液在脉道中运行，流注全身，发挥营养和滋润作用。

藏神：心藏神又称主神明或主神志，是指心有统帅全身脏腑、经络、形体、官窍的生理活动和主司意识、恿维、情志等精神活动的作用。

人体之神，有广义与狭义之分。广义之神，是整个人体生命活动的主宰和总体现；狭义之神，是指人的意识、思维、情感、性格倾向等精神活动。心所藏之神，既是主宰人体生命活动的广义之神，又包括意识、思维、情感等狭义之神。

人体的脏腑、经络、形体、官窍，各有不同的生理机能，但它们都必须在心神的主宰和调节下，分工合作，共同完成整体生命活动。心神正常，则人体各脏腑的机能互相协调，彼此合作，全身安泰。

心与形、窍、志、液、时的关系：在体合脉，其华在面；在窍为舌；在志为喜：心在志为喜，是指心的生理机能与喜志有关，喜，一般来说属于对外界刺激产生的良性反应。喜乐愉悦有益于心主血脉的机能，但喜乐过度则可使心神受伤，从心主神志的机能状况来分析，又有太过与不及的变化。精神亢奋可使人喜笑不休，精神萎靡可使人易于悲哀，另外，心为神明之主，不仅喜能伤心，而且五志过极均能损伤心神。所以《灵枢·邪气藏府病形》说："愁忧恐惧则伤心"；在液为汗；与夏气相通应。

4. 心情与中医学范畴心的关系

在中医学中，神的概念源于古人对生命的认识。古人在生殖繁衍的过程中观察到男女生殖之精相结合，便产生了新的生命，认为这即是神的存在。生命之神产生后，还需要得到自然界饮食营养才能维持下去，并逐渐发育成长，处于变化之中。随着认识的深化，在类比古代哲学中神为宇宙万物之主宰的基础上，又确立了神为人体生命之主宰的概念。人体五脏功能的协调，精气血津液的贮藏与输布，情志活动的调畅等等，都必须依赖神的统帅和调控。于是又产生了神是人体一切生理活动和心理活动的主宰的概念。中医认为心藏神，又称主神明，是指心有统帅全身脏腑、经络、形体、官窍的生理活动和主司意识、思维、情志等精神活动的作用。所以说人的心情与中医学范畴心的关系最为密切。

5. 中医范畴脑的概念

脑，又名髓海，深藏于头部，居颅腔之中，其外为头面，内为脑髓，是精髓和神明汇集发出之处，又称为元神之府。《素问·五藏生成》说：“诸髓者，皆属于脑。”《灵枢·海论》说：“脑为髓之海。”

6. 心情与中医范畴脑的关系

中医认为脑的主要生理机能：

（1）主宰生命活动：“脑为元神之府”（《本草纲目》），是生命的枢机，主宰人体的生命活动。元神来自先天，故称为先天之神。人在出生之前，随形具而生之神，即为元神。元神藏于脑中，为生命之主宰。元神存则生命在，元神败则生命逝。得神则生，失神则死。

（2）主司精神活动：人的精神活动，包括思维、意识和情志活动等，都是客观外界事物反映于脑的结果。思维意识是精神活动的高级形式，是“任物”的结果。《灵枢·本神》谓：“所以任物者谓之心。”心是思维的主要器官。脑为髓海，也主人的思维意识和记忆。如《类证治裁·卷三》言：“脑为元神之府，精髓之海，实记忆所凭也。”《医林改错》说：“灵机记性不在心而在脑。”人的思维意识，是在元神的调控下，于后天获得的思维识见活动，属识神的范畴。识神，是思维认知之神，属后天之神。故张锡纯《医学衷中参西录·人身神明诠》指出：“脑中为元神，心中为识神。元神者，藏于脑，无思无虑，自然虚灵也；识神者，发于心，有思有虑，灵而不虚也。”情志活动是人对外界刺激的情绪反应，与人的情感、欲望等心身需求有关，故属于神范畴。故脑为精神活动的枢纽。脑主精神活动的机能正常，则精神饱满，意识清楚，思维灵敏，记忆力强，语言清晰，情志正常。否则，便出现意识思维及情志方面的异常。

（3）主司感觉运动。正因为中医范畴的脑有上述主要机能，所以说心情与中医范畴脑的关系极为密切。

7. 心情与中医范畴心与脑的关系最为密切

精神活动虽由脑与心主司，但尚有“五神脏”之说，即精神活动分由五脏主司。如《素问·宣明五气》曰：“心藏神，肺藏魄，肝藏魂，脾藏意，肾藏志。”即精神思维由心主司，知觉主要由肝主司，运动主要由肺主司，意念智慧的产生主要由脾主司，意志坚定和记忆主要由肾主司。神虽分藏于五脏，但总由脑所主的元神和心所主的识神来调节和控制，所以说从中医的观点讲心情与中医范畴心与脑的关系最为密切。自然心情紧张多从心脑来调理。

8. 世界卫生组织制定的健康定义包含心情、强调心情的重要

世界上什么最重要？无疑，健康最重要。什么时候才知道健康的重要？往往不少人在失去了健康之后，才知道健康的重要。岂不晚乎？正如《内经》所云，“是故圣人不治已病治未病，不治已乱治未乱，此之谓也。夫病已成而后药之，乱已成而后治之，譬犹渴而穿井，斗而铸锥，不亦晚乎。”。

我们搞健康教育的目的之一，就是让大家早日知道健康的重要性，及早保健，健康长寿。即然健康重要，那么什么是健康？

（1）健康的定义

长期以来，人们认为无病即是健康，健康是“不生病”或“不虚弱”的表现。随着医学模式的发展与人们对健康要求的不断提高，人们对健康的理解进入了更科学、更高的层次，对其内涵有了更深刻的认识。1948年，WHO在其宪章中明确阐明了健康新概念：“健康不仅是没有疾病和虚弱现象，而且是一种躯体、心理和社会适应方面的完好状态”。20世纪70年代中期这一定义逐渐被人们广泛接受。这就是现代的健康观，或称为积极的健康观。这个科学的定义不仅从生理学上，而且从心理与社会学上界定了健康的含义。可见健康概念大大超出了无病的范畴，同时兼顾了人的自然属性与社会属性。

（2）健康观

健康观即人们对健康的看法，是在一定医学模式基础上人们对健康与疾病本质的认识。医学观念的转变是时代特征的反映，也是标志着医学有了新的重大进展的表现。在生物医学模式下，健康被认为是“没有疾病”，而疾病则是“失去健康”，因而健康被简单地定义为没有症状及体征，是一种单因单果的消极健康观。而在生物－心理－社会医学模式下，健康观注重心理与社会因素对健康的影响，强调人类对身心健康的综合需求。这种积极的健康观从人类生命的生物、心理与社会三个维度界定健康，从而避免了将躯体同精神与社会错误的分离，更全面地考虑到生物、心理与社会因素对健康和疾病的作用，从而对健康有了更全面的理解与追求。

(3) 现代健康观的内容

积极的健康观包括三方面的内容：

①躯体健康：系指人体各器官系统结构完好、功能正常、调节机制良好，且能维持与外界环境的协调平衡，精力充沛，有良好的劳动效能状态。

②心理健康（精神健康）：系指人们和生活环境之间保持着良好的协调与平衡，系指一个人内心世界丰富充实与和谐安静的状态。要求个体正确认识自己，正确认识环境，并及时调整自己以适应环境的变化。

③社会适应良好：系指人们进行社会参与时（即在社会关系及社会环境中）的和谐完好状态。包括三个方面含义，即每个人的能力在社会系统内得到充分的发挥；每个人有效地扮演和其身份相适应的角色；每个人的行为和社会规范一致。

(4) 健康与疾病的关系

人类对疾病的认识也是一个逐渐发展，逐步完善的过程，医学科学技术的发展使人类对疾病的认识逐渐加深。如认为疾病系指机体在一定病因的损害作用下，因自稳调节紊乱而发生的异常生命活动过程。也就是说机体在一定病因的作用下，一定部位、一定层次的稳定遭到破坏，在结构、功能、控制或遗传上发生了异常的变化。社会医学家认为这只是单纯从生物学的角度解释疾病的本质，疾病的概念还应扩大为机体对内外环境适应的失败或失调，最终导致身心稳定性的破坏。

生物医学模式认为，健康是机体结构与功能正常；疾病是机体结构与功能的损害。

生物－心理－社会医学模式认为，健康是躯体结构和功能正常，良好的心理与社会适应状态；疾病是任何躯体、心理或社会功能的损害。

健康与疾病的定义，是以相对论观点为基础的，即健康与疾病是两个相对的概念。两者之间不存在截然的分界线。现代医学认为健康与疾病是一个连续的谱级，最佳的健康状态在一端，死亡在另一端，两端之间存在着中间过渡状态，如健康受损、代偿与代偿失调、轻病到重病的动态发展过程。每个人均在疾病－健康连续谱级的某一处占有一个位置，而且随着时间推移而发生变化。从另一角度来讲，健康与疾病是此消彼长的关系，而不是非此即彼的关系。病情发展，健康消弱；病情好转，健康复原。所以，在特定的条件下，对同一个体来讲健康与疾病是可以共存的。除了健康和疾病外，还包括“亚健康”与“亚临床”的状态。

（5）“亚健康”与“亚临床”状态

①“亚健康”状态：系指人的机体虽然无明确的疾病，却呈现活力降低，适应能力减退的一种生理状态，它是由机体各系统的生理功能与代谢过程低下所导致的，介于健康与疾病之间的一种状态，也有人称它为“第三状态”或“灰色状态”。患者仅感到身体或精神上的不适，如疲劳无力、精神不安、胸闷、头痛、失眠、食欲不佳等，但经各种仪器与化验检查均没有查到阳性结果。

亚健康状态的范畴非常广泛，躯体上、心理上的不适应感觉在相当长时期内难以确诊是哪种病症的，均可概括其中，如衰老、神经衰弱、疲劳综合征、更年期综合征及重病、慢病的恢复期等。“亚健康”状态极有可能发展成为多种疾病，对其深入研究是一个极其重要的医学课题。

②“亚临床”状态：“亚临床”状态又称“无症状疾病”，与亚健康

状态相比，其虽然没有临床症状和体征，但存在生理性代偿或病理性改变的临床检测证据，如“无症状性缺血性心脏病”，可以无临床症状，但有心电图改变等客观依据。

“亚健康”概念是20世纪80年代后半期世界医学界提出的，这是医学的新思维，是健康的新视角，是医学的一大进步。据世界卫生组织一项全球性的调查结果表明，全世界处于亚健康状态的人占75%，诊断为有病的人占20%，而真正健康的人只占5%。为此，预防消除亚健康状态，就成为一项极其重要的预防性的健康策略。

亚健康状态是个动态过程，如不加重视，就会发展成疾病，若积极采取各种养生保健措施，也可向健康状态变化。

9. 中医养生学十分重视心情的调摄

养生就是根据生命发展的规律，采取能够保养身体，减少疾病，增进健康，延年益寿的手段所进行的保健活动。

养生（又称摄生、道生）一词最早见于《庄子》内篇。所谓生，就是生命、生长、生存之意；所谓养，即保养、调养、补养、培养、护养之意。养生是通过养精神、练形体、调饮食、慎房事、适寒温等各种方法去实现的，是一种综合性的强身益寿活动。

中医养生学是在中医理论的指导下，探索与研究中国传统的颐养身心，增强体质，预防疾病，延年益寿的理论与方法，并用这种理论及方法指导人们保健活动的实用科学。

中医养生学是中华民族优秀文化的一个重要组成部分，它历史悠久，源远流长。在漫长的历史过程中，中国人民特别重视养生益寿，并在其生活实践中积累了极丰富的经验，创立了既有系统理论、多种流派、多种方法，又有民族特色的中医养生学，为中国人民的保健事业与中华民族的繁衍昌盛作出了杰出的贡献。但无论各种流派均十分重视放松心情。

中医养生学系从实践中总结出来的科学，是历代劳动人民智慧的结晶。它经历了数千年亿万次实践，由实践上升为理论，归纳出方法，又回到实践中去验证，如此循环往复不断丰富与发展，进而形成一门独立的学科。从内容上来讲，中医养生学涉及到现代科学中预防医学、行为科学、心理医学、医学保健、天文气象学、地理医学、社会医学等多学科领域，实际上它是多学科领域的综合，是当代生命科学中的实用学科。

中医养生学以其博大精深的理论与丰富多彩的方法而闻名于世。它的形成及发展与数千年光辉灿烂的传统文化密切相关，故具有独特的东方色彩和民族风格。自古以来，东方人、西方人对养生保健，虽都进行了长期的大量的实践与探讨，但由于各自的文化背景不同，其养生的观点也有差异。中医养生学是在中华民族文化为主体背景下逐步发展，逐渐完善起来的，故此有它自身特点，现略述其概要。

独特的理论体系。中医养生理论，均是以“天人相应”、“形神合一”的整体观念为出发点，去认识人体生命活动及其和自然、社会的关系。尤其强调人与自然环境与社会环境的协调，讲究体内气化升降，以及心理和生理的协调一致，强调放松心情的重要性。并用阴阳形气学说、脏腑经络理论来阐述人体生老病死的规律。特别把精、气、神作为人体之三宝，作为养生保健的核心，进而确定了指导养生实践的种种原则，提出养生之道必须“法于阴阳，和于术数”、“起居有常”。即顺应自然，保护生机遵循自然界变化的规律，使生命过程的节奏，随着时间、空间的移易与四时气候的改变而进行调整。《内经》奠定了养生学理论基础，将顺应自然作为养生的重要原则。强调要“顺四时而适寒暑”，“服天气，而通神明”，并提出了“春夏养阳，秋冬养阴”的原则。认为对于自然阴阳的变化，“逆之则灾害生，从之则苛疾不起。”将调摄精神情志，放松心情作为养生的重要措施，指出要“恬淡虚无”，“积精全神”，“精神内守”，从而使“形体不蔽，精神不散”。尤其重视保养正气在养生中的主导作用，认为“正气存内，邪不可干”，明确指出各种养生方法均应以保护及强壮正气为基本原则。放松心情是维护及强壮正气的重要一环，坚持了这个原则，就能达到“僻邪不至，长生久视”而“度百岁乃去”的目的。

和谐适度的宗旨。养生保健必须整体协调，寓养生于日常生活之中，贯穿在衣、食、住、行、坐、卧之间，事事处处均有讲究。其中一个突出特点，就是和谐适度。使体内阴阳平衡，守其中正，保其冲和，则可健康长寿。只有放松心情才能和谐，整个机体才能协调。

综合、辨证的调摄。人类健康长寿并非靠一朝一夕、一功一法的摄养就能实现的，而是要针对人体的各个方面，采取多种调养方法，持之以恒地进行审因施养，方能达到目的。所以中医养生学一方面强调从自然环境到衣食住行，从生活爱好到精神卫生，从药饵强身到运动保健等，进行较为全面的、综合的防病保健。另一方面又十分重视按照不同情况区别对待，反对千篇一律、一个模式，而是针对各自的不同特点有的放矢，体现中医养生的动态整体平衡和审因施养的思想。故历代养生家均主张养生应因人、因时、因地制宜的调摄到放松心情，强壮正气。

适应广泛。养生保健实可与每个人的一生相始终。人生自妊娠于母体之始，直到耄耋老年，各个年龄阶段均存在着养生的内容。人在未病之时，患病之际，病愈之后，均有养生的必要。且对不同体质、不同性别、不同地区的人也均有相应科学的养生措施。

中医养生学的地位。中医养生学的基本思想是强身防病，强调心情、正气作用，防微杜渐治未病；把握生命与健康的整体观念及辩证思想；重视心理因素，放松心情，贯穿始终；把人类、社会及环境联系起来，去理解与对待人体的健康和疾病。当代医学模式已由生物医学模式演变为“生物－心理－社会”医学模式。在“三级预防”中，一级预防是最积极的预防，是社会预防的主干，是预防的前沿，其基本思想防患于未然，采取主要手段是增进健康与采取特殊的预防保健措施。

中医养生学的思维方式与现代科学发展的思维方法是一致的，中医养生学十分重视心情的调摄，并将在今后人类防病保健事业中占有十分重要的地位。

10. 人在注意放松心情等养生之道的前提下可活多少岁

按大自然的生物学原理，哺乳动物的寿命是其生长期的 5 ~6 倍。人的生长期系以最后一颗牙齿长出的年龄为标志，也即 20 ~25 岁。所以，人的寿命就是 100 ~150 岁之间，各国科学家不论用什么理论，什么公式计算，均没有太大的出入。

新近一些臆测说，靠基因工程人类寿命可达 360 岁至 500 岁，目前多无可靠的理论与实践依据，缺乏可信度。

多数科学家经反复测算得出：人类的自然寿命为 120 岁，这与实际情况也比较符合。《内经》早有“法于阴阳，和于术数，食饮有节，不妄作劳，故能形与神俱，而尽终其天年，度百岁乃去。”之说。

11. 心情与健康长寿

中医认为心情舒畅，情志和悦，动而中节，则气血调和、脏腑机能盎然，百病不生，健康长寿；心情紧张，情志失和，则气血逆乱，脏腑功能失常，疾病丛生。因此，中医学历来主张将调摄精神情志，放松心情、保持形神和谐统一，作为养生防病之首务，养生必先治神。

现代医学认为心情紧张可导致多种疾病，影响健康长寿。

第二章 心情过度紧张影响健康长寿

1. 心情过度紧张导致心理痛苦

心情过度紧张会产生很多不利影响，妨碍人准确地认识、分析与考察自己所面临的挑战及环境条件，客观上难以做出理性的判断与决定。压力对人体的不良影响虽是多方面的，但主要表现为对情绪、行为与健康的影响。

心情过度紧张，不仅会导致多种疾病，而且会导致人的心理特别痛苦。心理痛苦往往比某些疾病不知要痛苦多少倍。如出现抑郁等。抑郁包括一组消极低沉的情绪，如悲观、失望、绝望及失助等。具体表现为发愁、苦闷，对于周围事物冷漠，情趣索然，郁郁寡欢，对于生活失去乐趣，自信心下降，自我评价明显降低，严重时悲观沮丧、绝望，有生不如死的感觉，极容易自责、自残、自杀。悲观、悲哀是与“丧失”有关的情绪反应。“丧失”所失去的是当事人所重视或追求的东西。

压力情境下的行为反应与情绪一样，表现在面部表情、身体语言中，还可以表现出攻击、坚持、逃避等行为，这些行为反应也是应对方式。一个家庭关系紧张的人会尽可能减少在家停留的时间，变成一个“工作狂”；由于学习问题受到教师与家长训斥的学生会逃学或离家出走。常见的不良行为通常表现为：攻击、过量摄入食品、吸烟、酗酒、自我评价丧失。

2. 心情过度紧张可造成多种疾病

心情过度紧张的心理及生理反应，尤其是较强烈的消极反应，可加重一个人已有的疾病或造成旧病复发。高血压病人处于家庭纠纷之时，病情变得更加严重；冠心病病人在看紧张的足球比赛时，会突然发生心肌梗死。心理压力还会对已有的精神疾病造成不良的影响。有调查发现，神经症病人的心理压力程度同疾病的严重程度成正比关系。

心身障碍可以涉及人体的每一个器官系统，威胁着人们的健康，因而在人群中有着大量的心身疾病患者。国外有资料表明，在综合性医院的门诊病人中，50% ~80% 属于心身疾病。可见心身疾病是一类极其普遍的疾病。

心身疾病涉及临床各科，中医有“气生百病”之说，人的心情过度紧张，可导致人的正气不足，“正气存内，邪不可干，邪之所凑，其气必虚”，而百病丛生，西医认为，心情过度紧张，可导致人的免疫功能低下，从而导致多种疾病，其中最易导致以下几种疾病。

（1）冠心痛

目前，心血管病在我国人口死亡原因中占首位，其中主要是冠心病。冠心病是 20 世纪中后期危害人类健康最严重与死亡率最高的疾病。冠心病的发病率上升是和工业化的发展进程是同步的。以美国来说，20 世纪 20 年代初冠心病人还不多见，但到 40 年代已成为人口死亡的第一位原因。在此后的 40 多年中，尽管美国为防治冠心病做了大量的工作，从 70 年代起冠心病发病率与死亡率开始下降，但至今仍然是危害人类最严重的疾病之一。

我国在近 20 多年的时间内，冠心病的发病率呈逐年上升趋势。依据北京部分医院的统计，80 年代初收治的急性心肌梗塞患者，较 10 年前多 2 倍。同期，北京市区冠心病死亡率由 21.7/10 万上升至 74.5/10 万。

冠心病是一种有遗传倾向的疾病，由于基因突变引起的细胞膜低密度脂蛋白受体功能低下，引起高胆固醇血症，促进冠状动脉粥样硬化，使血管管腔狭窄。当发生血管痉挛，血流受阻严重时，因心肌缺血可引起心绞痛。如果在管腔狭窄的基础上，局部形成血栓而使血管堵塞，则可进一步导致心肌梗塞，严重时可危及生命。患有遗传性高胆固醇血症的病人虽很少，但人群中却有大量个体因为轻微的遗传缺陷，或受环境及饮食因素影响，细胞膜低密度脂蛋白受体出现不同程度的数量和功能不足。这部分人如在心情过度紧张原因作用下，血液胆固醇含量可超出正常，因而引起动脉硬化与冠心病。如果同时存在高血压，冠心病的发病机会就会成倍增加。如心情舒畅就可能不发病或少发病。

西方医学早在古代就已经发现雄心勃勃、精力充沛的人容易患冠心病。20 世纪 50 年代起，美国心脏病学者弗里德曼等对冠心病病人的行为特征进行了长期细致观察，结果发现冠心病患者多数都有共同的表现。尤其这类人的突出之处在于强烈的时间紧迫感及容易产生敌对情绪。引起这种情况的原因是当今竞争剧烈的社会环境。人们为了取得成就，必须废寝忘食地抢时间，要在竞争中战胜对手，就要雄心勃勃，勇于拼搏，不知疲倦。由于时间紧迫，若没有耐心，就容易产生烦躁，心情过度紧张，甚至连说话速度都特别快；因为要与对手剧烈竞争，所以对人、对事都容易产生对立情绪，言语举止显得不文雅。弗里德曼把这种行为特征称为A型行为模式，把与此相反的行为特征称为B型行为模式。具有A型行为特征的人，冠心病的发病率明显高于B型行为者。

A型行为被认为是竞争激烈的工业化社会的产物，是人们对于环境的适应性行为。在美国城市人口中，A型行为者可高达约50%之多。

A型行为（A type behavior）又称“冠心病易发性行为”，其核心行为表现有两种：不耐烦与敌意。由此常因别人的微小失误或无意得罪而大发雷霆。产生该行为的根本原因是过强的自尊与严重的不安全感。A型行为者还有一些重要的外部体征，如语言带有突发性敌意、前额口唇汗液津津、眼周有色素沉着、常匆忙打断别人讲话等等。其体检通常有促肾上腺皮质激素、去甲肾上腺素、睾酮和血清胆固醇的异常升高。由此通过心理生理中介途径，全面激活大脑皮质－垂体－肾上腺轴，使肾素、血管紧张素持续、大量释放，从而导致血压升高、冠状动脉收缩、血管内脂质加快沉着、粥样硬化斑块过早脱落等病理现象。所以有A型行为者心情过度紧张，其冠心病发病率、复发率及致死率均比正常人高出2～4倍。

传统的生物医学模式认为，引起冠心病的主要原因有高血压、高胆固醇血症、吸烟、缺少体力活动、糖尿病、体重超重等。然而弗里德曼等通过对大量人群及冠心病患者的行为进行研究后，证实A型行为是一个独立于其他生物医学传统概念之外的冠心病致病因素，而A型行为则主要是心理社会因素促成的。

近年来，有些学者对A型行为模式提出不同见解。他们通过临床观察与流行病学研究后发现，简单地把人的日常行为归纳为A型和B型模式的做法过于笼统，所谓A型行为者进取心强、反应敏捷、时间观念强、动作迅速等得到社会肯定的行为，和冠心病发病之间并无内在联系。有人在重新分析弗里德曼以前的研究资料后发现，敌意和冠心病发病之间的相关性更高。不仅在被评定为A型行为者中的冠心病人有敌意表现，而且在被评定为B型行为者中的冠心病人也同样存在明显的敌意倾向。这种不同意见使“A型行为是一个独立的冠心病危险因素”的论断发生动摇，但是学者们并不否认冠心病和心理行为之间存在着某种联系，这种联系需要用进行更精细的研究，作更深入的探索。但多数学者公认心情过度紧张是导致多种疾病的重要原因。

（2）高血压

原发性高血压是一种极多见的疾病，有着明显的遗传倾向。约有85%~90%的高血压患者可以发现有高血压家族史。双亲之一患高血压，其子女发病率为15%~28%；双亲均患高血压，其子女发病率增加到20%~45%；双亲无高血压者，其子女发病率仅为3.1%。以上是单纯的遗传学统计资料，没有对发病与未发病子女在生活环境及心理社会因素方面存在的差异作分析比较，不能反映心理社会因素在高血压发病中所起的作用。弗里德曼曾对一对同卵双生的孪生子进行过观察，两人的遗传因素虽完全一致，但生活环境与行为表现不同。生活在宁静舒适环境中的个体，没有精神紧张压力，心情放松，血压为135/80毫米汞柱；另一个体的生活环境充满紧张因素，心情过度紧张，而且具有典型的A型行为特征，在安静时血压高达180/100毫米汞柱。这一例子提示，高血压发病和心理社会因素之间有着密切的关系。

高血压的致病因素是与冠心病相似的，除了遗传、精神紧张因素外，吸烟、肥胖、缺少体力活动，均可加重高血压。另外，摄入食盐过多也可能是一个极其重要的致病因素。但多数学者认为长期心情过度紧张是导致高血压的重要原因。

高血压可以导致动脉硬化，加重冠心病，也可以造成脑血管病。在我国，脑血管病是人口第二位死亡原因，其中主要是脑溢血。

在工业化社会中，精神紧张刺激日益加剧，人们心情过度紧张，这就促使具有高血压遗传倾向的个体更容易患高血压病。有一项近期的统计资料表明了工业化与高血压之间的关系：美国的高血压发病率为17.5%，日本15.2%，新加坡14.1%，中国7.8%。

生活与工作环境中的精神紧张压力越大，心情越紧张，高血压发病率就越高。在美国，黑人多数集中居住在精神紧张、压力很高的贫民区，居住拥挤，失业、贫困、离婚率高，迁居多，暴力事件多。生活在这种环境中的黑人，高血压发病率竟高达20%～30%。与此比较，生活条件优越的白人居民，高血压发病率却不足10%。

工作时精神高度集中，心情过度紧张的从业人员，如飞机场的空中交通指挥人员、医院手术室的麻醉师、纺织女工、汽车司机等，高血压病的发病率均比较高。工作中人际关系紧张，对自己的工作不满意等，也可成为持续的精神紧张因素，因而诱发高血压病。

精神紧张因素通过人的情绪反应，促使交感肾上腺髓质系统大量分泌儿茶酚胺类物质，其中主要是肾上腺素及去甲肾上腺素。结果导致心跳加快、心脏搏出量增大、末梢小动脉收缩、外周阻力增大、血压上升。这种心理生理反应原本是机体在情绪紧张时的正常适应过程，但是，如果频繁与持久地出现这种情境，就会引起病理性变化，可以继发醛固酮水平增高、肾素分泌增多等。以致形成持久性血压升高。高血压是由多种体内因素与多个环节促成的，但具有高血压遗传素质的个体在长期紧张刺激因素作用下，心情过度紧张更容易发生高血压病。

（3）恶性肿瘤

恶性肿瘤是有多种原因导致的严重疾病，目前已成为我国人口死亡的第三种主要疾病。过去在研究肿瘤原因时，完全从理化、慢性感染、免疫缺陷、机体衰老、内分泌紊乱、遗传等方面的因素进行探索，基本上不考虑心理社会因素。

近几十年来，癌症病人逐年增多，临床医生通过大量病例观察发现：一些癌症病人在知道确定诊断后悲观绝望，心情过度紧张，这种不良情绪会促使病人在短期内迅速恶化、死亡。在经过治疗得到缓解的病人中，情绪低落、丧失生活信心、心情过度紧张者复发率高、生存期限短；而情绪乐观、精神振作、心情放松者复发率低，生存期限长。

祖国医学早就发现情志不畅、抑郁寡欢、心情过度紧张的妇女，可因气血瘀滞而产生乳癌或少腹癥瘕。近年来，国外有关癌症的回顾性调查也证实了癌症与心理因素之间的关系。如 1985 年帕克尔在对 397 例乳腺癌患者进行心理社会因素调查后发现，亲人亡故引起的长期哀伤、心情紧张是发病前的主要情绪状态；贝利奥卡斯等对癌症病人的情绪状态进行研究后认为，重大生活事件造成的精神紧张压力，使个体产生绝望的情绪体验，是导致癌症的主要心理社会因素。

汉格奈尔对 2550 名瑞典人进行为期 10 年的前瞻性调查发现，在此期间发生肿瘤的病人有一种典型的癌前期性格，表现为情绪反应丧失稳定性，当抑郁时因无法表达自己的情感而转为退缩与压抑。基森观察到，肺癌病人比较多疑、急躁，表现克制与压抑的人，即使吸烟不多，也易患肺癌。美国癌症研究中心对早期切除黑色素瘤的患者进行追踪观察，结果发现凡是对治疗发生怀疑、丧失痊愈信心，而抑郁、焦虑的病人，复发率比较高。

生活中紧张因素的增多，促使不少人心情过度紧张，以大量酗酒、吸烟、过度进食来减轻自己的紧张、焦虑情绪。这种不健康行为也增加了癌症的发病机会。吸烟可以诱发以肺癌、喉癌、口腔癌为主的一系列癌症；酗酒可诱发胃癌，同时有烟酒嗜好的人，胃癌发病率更高；多食、肥胖的人，乳腺癌与结肠癌的发病机会增多。

不健康的生活方式，如同性恋、性混乱，也是造成恶性肿瘤增多的原因。艾滋病人易发卡波希氏肉瘤；疱疹病毒引起的生殖器疱疹，乳头瘤病毒引起的生殖器疣，均只是急性期症状，患过这种性病的妇女，宫颈癌发病率远远高出正常女性。性解放造成的任意两性行为，使生殖道正常微生物群落紊乱，致病性病毒和细菌滋生蔓延，除了传播多种性病外，有时某些病毒不表现感染症状，却可长期潜伏人体诱使宫颈上皮或其他生殖器部位细胞癌变。性行为不检、性伴侣多的女性，宫颈癌与其他生殖器癌症的发病率就高。这种不健康的生活方式者，心情可有不同程度的紧张，心情紧张也是发病的原因之一。

由于体内外各种致突变因素的作用，细胞基因突变而形成癌细胞的可能性是每个健康人均存在的。在正常情况下，人体的免疫监视功能可以识别与杀灭癌变细胞，但是有些个体的癌变细胞却能抵御这种免疫作用，长期潜伏于人体。当机体一旦抗癌免疫功能低下时，潜伏的癌细胞会迅速分裂增殖形成瘤体。造成机体免疫功能低下的原因，除了理化的、生物的因素以外，尤其长期心情过度紧张是致突变因素的重要一环。C 型行为可活化癌细胞而导致癌症。

C 型行为（C type behavior）又称“癌症易发性行为”。核心行为表现是压抑、自我克制，表面上处处依顺、谦和善忍，内心却是强压怒火、爱生闷气，心情是紧张的。C 型行为者体内神经 - 体液水平长期紊乱，导致免疫功能全面下降。因此C型行为者宫颈癌、食管癌、胃癌、结肠癌、肝癌和恶性黑色素瘤的发生率比正常人高3倍。

在精神紧张刺激下，长期心情过度紧张，脑下垂体促肾上腺皮质激素分泌增加。皮质类固醇激素有明显的抑制免疫功能作用，可以降低机体免疫力。巴屈劳泼研究发现因遭遗弃而情绪极度抑郁的人，血液T淋巴细胞显著减少。动物实验可以更确切地证明精神紧张因素对免疫系统及肿瘤形成的作用。小鼠在持续的紧张刺激环境中生活，可出现典型的皮质类固醇激素增多，胸腺淋巴组织萎缩，T细胞减少。此时，给这些小鼠接种淋巴肉瘤细胞，肿瘤接种的成功率及肿瘤形成后的生长速度，均明显超过生活在正常环境中的对照组。

所以，在预防肿瘤与治疗肿瘤时，均应高度重视心情舒畅的积极作用。

（4）溃疡病

溃疡病包括胃溃疡与十二指肠溃疡两种。临床研究发现体型瘦长、肌肉不发达的个体易患溃疡病，这种体质是遗传造成的。溃疡病的致病原因是多方面的，除了遗传原因外，还有刺激性食物、进食不定时、暴饮暴食、烟酒嗜好、药物阿司匹林与皮质类固醇激素，以及细菌感染等。一般溃疡病防治措施常常重视上述这些因素，而极少关注心理社会因素在溃疡病中的致病作用。

心理社会因素对于消化道功能的影响有一个著名的实验观察。早期心身医学家沃尔夫曾选择了一名胃瘘病人作为观察对象，当病人情绪低落、抑郁时，可看到胃蠕动消失，胃黏膜因血管收缩而变得苍白，胃液分泌减少，胃液酸度降低；当病人处于焦虑或愤怒状态时，胃蠕动加剧，胃黏膜充血变红，胃液分泌增多，胃酸含量高，有时甚至可以看到胃黏膜受到胃液的侵蚀。

美国的米斯基曾对进行军训的入伍新兵作精神紧张导致溃疡病的研究发现，在参加紧张军训前胃酸及胃蛋白酶原含量高的个体，军训过程中有一部分人出现十二指肠溃疡，而军训前胃酸和胃蛋白酶原含量低的个体，则无一人发病。这一结果表明，心理社会因素可以在易感体质的基础上，产生致病作用。

精神紧张刺激，心情过度紧张引起的应激反应，可以引起消化道溃疡。这种溃疡是和肾上腺皮质激素中的皮质醇直接有关的。临床使用这类激素时间较长时，也会出现溃疡病，或使原有溃疡病的症状加重、病情恶化，甚至发生溃疡出血或穿孔。

（5）支气管哮喘

多数哮喘病人从童年期开始发病，但随着年龄增长，大多数病儿逐渐痊愈，只有少数病人继续发作，最后影响心肺功能。

过去认为哮喘是过敏性疾病，是过敏体质的个体对某种物质（过敏原）产生过敏反应的结果。但实际上过敏原并不能单独引起哮喘。事实表明，对居室中的尘埃过敏的哮喘病人，虽然长时间住在同一居室内，随时接触尘埃，但哮喘并非持续存在，而是呈间歇性发作。这说明在过敏原对机体产生作用的同时，还必须有其他原因参与，才能诱发哮喘。威廉斯等曾对487名哮喘病人进行研究，结果发现以外源性过敏原为主要发作原因的占29%，以呼吸道感染为主要原因的有40%，以心理因素为主的占30%。没有一种因素单独可以引起哮喘。在所有观察对象中，70%患者的发作有心理因素参与。相当比例的哮喘患儿是由于父母的过于溺爱所致。哮喘发作可以得到母亲更多的关怀。为此，普塞尔设计了一个实验，不是让患儿离开家庭，而是让父母暂时离家2周，在此期间患儿由他人照看。结果凡是心理因素在发作中起主要作用的患儿，父母离家期间发作均减轻或停止。

除了上述几种常见的重要心身疾病外，还有其他许多涉及临床各科的疾病被列入这一范畴，如糖尿病、甲状腺机能亢进、溃疡性结肠炎、类风湿性关节炎、神经性厌食、偏头痛和紧张性头痛、神经性皮炎、青光眼、月经周期紊乱、非器质性的原发不育等等。在这些疾病中，心情过度紧张与发病有着明确的关系。

第三章　放松心情利于健康长寿

1. 心理平衡走向健康长寿第一方

上溯到2400年前的《黄帝内经》与医学之父希波克拉底的名言，直至近代马克思的“一份愉快的心情胜过十剂良药”均是贯穿同一思想：所有健康长寿处方中，心理平衡是第一重要的。心理平衡的作用超过了一切保健措施与一切保健品的总和。

早在1948年世界卫生组织制定的健康定义中就有心理平衡，1992年维多利亚宣言健康四大基石中，心理平衡是四大基石之一，临床上高血压与心血管疾病等的防治更需要保持心理平衡，放松心情。

有了心理平衡，才能有生理平衡；有了生理平衡，人体的神经系统，内分泌系统，免疫功能，各器官代偿功能才能处于最佳的协调状态，一切疾病均能减少，身体才能健康。正如《素问·上古天真论》所云：“精神内守，病安从来?”所以，谁掌握了心理平衡之道，谁就掌握了健康的金钥匙。

现实生活中心理平衡实际上是极难做到的，这不仅是因为客观环境并不以人的意志为转移，还因为心理平衡并非一个理论问题，更不是一个学术问题，而是一个需要品德修养与生活实践长期磨炼、不断升华的过程，决非朝夕之功可以解决。心理平衡并非心如古井，更不是麻木不仁。心理平衡是一种理性的平衡，是人格升华与心灵净化后的崇高境界，是宽宏、远见和睿智的结晶。坚信通过科学的养生方式心理平衡是完全可以达到的。

心理平衡走向健康长寿第一方，心情过度紧张引来病魔第一因。

2. 心理健康才能真正健康

按世界卫生组织制定的健康定义，健康应该包括身体健康与心理健康，即身心健康。健康是有身心两方面的辩证统一。只有具备身心健康的人，才能有完好的社会适应能力，才能算真正的健康。但在现实生活中，人们往往只注意身体健康，而忽视心理健康，有了疾病也只是单纯注意生理上的治疗及保健，生理结构的修复及生理功能的恢复，而不重视心理上的治疗与保健，不注意情绪的调节及心理障碍的消除，结果疗效总是不令人满意。

心理与生理在体内是相互依存，相互影响，相互制约的。生理是心理的物质基础，人的生理状态影响与制约着人的心理活动；而心理反映着生理变化，影响与制约着人的生理活动。如一个身强力壮的健康人，精神一定是旺盛的，而一个久病缠身的人，往往是抑郁不欢，打不起精神的；同样，一个心胸开阔、性格爽快，意志坚强的健康人，即使发生不幸或挫折，也能进行相应的心理调整，保持心理平衡，维持正常的生理功能及社会适应能力，而心胸狭窄、性格忧郁、意志薄弱之人，稍遇到一点不幸或挫折，就会失去心理平衡，进而会出现一系列生理、心理的变化，从而导致身心疾病。可见，心理健康才能真正健康。

所谓心理健康系指一个人智能良好、性格健全，对各种精神刺激与社会压力有良好的承受能力和自我控制调节能力，以及良好的社会适应能力，心理活动与外界环境保持一致，行为正常，情绪稳定，能较好地处理各种问题。

如何减少心理疾病，如何放松心情，维持心理健康，保持心理平衡已摆在每个人面前。身心健康人长寿。

第四章　保持心情舒畅的方法

1. 科学用脑，智力旺盛

（1）开发大脑，大器晚成

古今中外均有不少大器晚成的名人，在50～60岁时还是属于智力旺盛的发展时期。据统计，在1979年以前的83位诺贝尔文学奖获得者中，60～70岁者53人，占获奖者的64%，按年龄段排名第一；70～80岁者25人，占获奖者的31%；只有5人是60岁以下者，占获奖者的5%。再说，成人的大脑重量为1200～1500g，大脑细胞的总数约为140亿万个，而人们实际使用的脑细胞，仅是总数量的10%～30%，还有70%～90%尚未开发利用。

（2）勤于用脑，延年益寿

英国科学家曾用超声波探测到，勤学习、勤用脑，脑血管经常处于扩张状态，血氧供应丰富，增强了脑神经细胞的活力，延缓了衰老。美国科学家分析了55～95岁老人智能状态后得出结论：老人记忆力的衰退主要是由于长期不学习、不用脑，置脑于废弃状态所导致。科学家们还发现，大脑使用程度越高，脑神经细胞长出的突触就越多、越长，神经细胞接受信息也就越多，其功能也就越强；反之，如懒于学习，懒于用脑，突触就会逐渐萎缩。所以，勤学习、勤用脑，能防止突触因增龄而萎缩，从而延缓了衰老，自然延长了寿命。

科学研究还发现，老年人只要勤学习、勤用脑，学习新东西，发展正常智力，还可使已经衰老的脑神经细胞的神经根如椿树发新芽般长出新的神经根来，这也就是人们所称的“返老还童”了。据调查统计3000多名90岁以上的长寿老人，没有发现一个是“懒寿星”，说明勤于用脑，保持心理健康是延年益寿的良方。如国学大师季羡林，一生勤于用脑，勤于笔耕，不仅成果累累，世界闻名，而且享年高达98岁。

（3）适当工作，防脑衰老

美国神经生理学家斯密利斯和米勒经研究也得出结论：“人的大脑，受训练越少，衰老也就越快。”勤用脑则是推迟衰老的良方，适当工作是防止大脑衰老的无价之宝。

适当的紧张是健康生活所必需的。适度的紧张不仅可使人们的生活富有节奏与情趣，而且能发挥潜能使身心达到最高效率状态，从而能获得较高级的身心和谐与健康的人格结构；适度紧张才能维持工作效率及丰富的生活内容，没有一定的紧迫感而松松垮垮是什么事情也干不成的。在完全放松的状态下，不用说学习，就连迈步行步也是难成的。当然我们不赞成持续的过度紧张，因为超越个体负荷能力的紧张既不利于健康，也不利于效率的持续高涨。“有张有弛”，“有劳有逸”，调节适度方可获得最佳的身心和谐状态。

适当忙碌的人寿命长。挪威人有喜欢吃新鲜沙丁鱼的习惯，但渔民们每次捕鱼回来，大部分的鱼均在中途死去，只有极少数船能带回活鱼。为什么这些船能带回活鱼呢？其中有个奥秘，原来聪明的船主为了能带回活鱼卖个好价钱，就在船舱里放了几条鲶鱼，鲶鱼因环境生疏而四处乱窜，运动增强，不断挑起摩擦冲撞，大量的沙丁鱼因有这个“异己分子”而适度紧张，加快游动，从而避免了因窒息而死亡，这才保住了他们鲜活的生命。人们把这种现象称为“鲶鱼效应”。从这里我们可以看出：生活需要适度紧张。适度的忙，能舒活筋骨；适度的忙，会忘掉一切不利于身心健康的东西；适度的忙，又是一种享乐。所以，要让身体适当的动起来，或读书，或做画，或登山，或垂钓，或助人为乐等等。

常常听一些从工作岗位上退下来的人讲，回到家中，总有两种感觉：一是轻松感，因为不再受上班时间的限制；二是失落感，清闲的同时，又总有一种失落的感觉。过度闲散，久而久之，导致心情忧郁，疾病丛生，便和药瓶子“相依为命”了。

实践证明适度紧张的工作可以排除人们的孤独感与忧愁感，能增添生活情趣，给人带来欢乐与充实，可使人保持良好的情绪，不仅有利于提高工作效率，而且有益于身心健康。人们常有这样的感觉，要是整日无事可干，尽管有吃有喝，心里也是空虚寂寞，闷闷不乐，如果有点事干，哪怕收入少点，心里也踏实得多。工作还能使人显得年轻，从事某些活动尤其可以使人“青春焕发”。生活处处有压力，压力是个冷酷而出色的“雕塑家”，它能将胆怯者变成懦夫，把庸庸碌碌的人塑造成懒汉。只有那些将压力看成对手、当成动力与加油站的人，才能赢得尊重，最终以英雄的姿态存在于人间。

中外名人身上的验证。诚然，我们所说的紧张，是适度紧张，不是说越紧张越好，而是说在劳逸适度、劳逸结合的前提下，保持适度的紧张，勤奋工作，多做一些事情。这样尽管忙碌一些，但却思想充实，精神愉快，从而有益于健康长寿。这一点可以从许多中外名人身上得到验证。杰出的经济学家与人口学家马寅初年逾百岁而终，他 70 岁还在学俄语，90 岁还在挥毫论战；革命老人何香凝 95 岁所作的梅花，依然不同凡响；意大利建筑师米开朗基罗，88 岁时设计了圣玛丽大教堂；日本著名画家葛饰北斋终年 90 岁，临终仍在挥毫作画，其遗言是："上天如果再给我 5 年时间，也许我就可以成为真正的画家了。"书法家与画家中长寿者极多，古代著名的书法家颜真卿、柳公权、欧阳询及现代的书画家刘海粟、苏局仙等均是长寿的。意大利著名画家替善，活了 99 岁高龄；我国著名画家齐百石活到 94 岁。其长寿的原因，极可能是他们在运笔过程中不仅可以抒发自己的思想情感，而且可以排除杂念，全神贯注，这不仅和气功有异曲同工之妙，而且又能从中得到艺术享受，促进心情舒畅，得以陶冶情操，延缓衰老。这些名人的健康长寿，显然同他们适度紧张、勤奋工作是分不开的。

科学家所以能长寿的一个重要因素，是他们心胸豁达平静，有一个专一的奋斗目标，适度工作，思想高度集中，不受外界环境的干扰。

积极参加劳动。据调查，我国部分地区的长寿老人 80% 以上从事体力劳动。但这并不说明脑力劳动者很少长寿，因为在统计上，老人总人数中脑力劳动者的比例远不足 20%。有人作过调查，世界上许多杰出的科学家、文学家均是长寿的。

老年人适当做一些自己擅长、力所能及又不很紧张的工作，也可以是家务劳动。不仅可以舒筋活血，还可在劳动中怡然自乐，使精神有所寄托，这有益于保持精神愉快与身心健康。学习也是劳动，古今中外的优秀名著可以展现五光十色的精神世界，给人带来朝气，带来愉快，消除"老已来临"的情感。参加力所能及的社会公益活动与有益的文娱活动，如教育青少年、抚育儿孙、观看展览及表演、培养对戏剧、音乐、球赛的兴趣，这也是心理上的慰藉，可以避免孤独感，使身心感到轻松愉快。若有兴趣学点缝纫、烹调等，也可以从劳动成果中得到乐趣。苏联雅库梯亚自治共和国的长寿者马列耶夫讲：“为了活得长久，应该多做工作。”劳动——这是生命的重要源泉。

总之，积极适当劳动利于放松心情。“不劳动者不得食”是社会存在与发展的基本原则，每个社会成员都必须通过劳动得以谋生，通过工作为社会贡献一份自己的力量。这不仅是从经济与道德的意义上来讲，还有心理方面的意义。没有适当劳动的人，是难以维持身心健康，放松心情的。积极劳动也是心理健康的原则。

适当劳动可以促进个体的发展。机器不用会生锈，大脑与人体器官功能也要通过适当活动而加强。人的心理能力的充分发展，也须通过劳动实践。感知觉剥夺试验提示，智能和肢体、器官不被运用时，人的整个心理能力会明显降低；远离现代文明生活的较原始部落的成员，其心理能力相对较差，对复杂与竞争的环境极难适应。只有适当劳动，才能在运用能力的过程中使个体得到充分发展。

适当劳动可以保持与现实的联系。心理健康的人并不是没有幻想，但那不是沉溺在白日梦中虚无飘渺之空想，而是与现实联系，并能通过实实在在的适当劳动而实现的理想。那种不切实际的空想是有害的，甚至是病态的。在劳动实践过程中，每个人总要面对现实的环境，为了使劳动取得应有效果，就必须正确认识现实，并运用科学的想象、思维及劳动来改造现实，把幻想转化为理想及计划，成为进行劳动的动力，同时，真正的友谊也是通过共同劳动来建立的，良好的人际关系要在劳动过程中通过交往、了解、互助来实现。

适当劳动可以使人摆脱过分关注自己与消除不必要的忧虑。忧虑总是难免的，但“杞人忧天”式的忧虑则是病态的。专心致志的适当劳动可以使生活丰富而充实，不致过分的关注自己而发展为“自我中心”，把本来属正常的现象，视为反常，给自己增添不应有的烦恼。经过劳动与周围的人建立良好的和谐关系，对一个人的身心健康是十分重要的。

适当劳动可以使人认识到自己存在的价值。只有认识到自己的社会存在价值，生活才会有意义，才会感到幸福，心情才会舒畅。失去生活信心的人，往往是觉得自己没有存在的社会价值。适当劳动可以使人取得成就。当“我成功了”、“我胜利了”的满足感实现时，人自然会增强自信心，从而促使心情舒畅。劳动实践不仅可以使个体认识到自己的能力，而且可以不断地提高自己的能力，逐步取得更大成就。

2. 修德养性

保持性格开朗。人的个性虽有遗传的因素，但后天完全可以通过加强修养加以良性改变。人的知识越多心胸就越大。性格修养虽说不是一朝一夕养成的，但是一个人即使上了年纪，也应继续修养性格，尽量避免恶性因子刺激，将脾气稳定下来。纵观古今长寿者可以看出：

(1) 仁者长寿，心情舒畅

春秋时期，孔子就已提出“仁者寿”的观点，并向弟子们强调：“大德必得其寿”。养生先养德，养德有益于健康长寿。

善忍为高。心上一把刀，是个“忍”字。它提醒人们的危机感，从字面意义说是表示忍受、忍让、忍耐与忍辱负重等意思。是多么含义深刻、形象的文字啊！“忍”自古以来是中国哲学的一个范畴，又为世人所熟知，是以退为进、以柔克刚，为人处世与安身立命的一种高尚的精神境界及优良的心理品质。小至待人接物、大到经邦济世，无论经商、从政、外交、军事、求学深造、修身养性与缓解紧张的人际关系都有极大的作用。它对调整人们对生死、利害、祸福、得失、喜怒、夫妻关系的认识以及磨铸中国人的人格均曾产生过极大的影响。在中国人的人生历程中，它已经潜移默化为中国人性格中某些优良品质，如吃苦耐劳、忍辱负重、乐于牺牲等。孔子道：“小不忍则乱大谋。”意思是说如果小的地方不能忍受，就成不了大的事业。对于一个想做出一番大事业的人来讲，不管是什么事情，忍耐是必不可缺少的条件。《荀子·儒效》篇载：“志忍私，然后能公；行忍情性然后能修。”《吕览去私》篇：曰“忍所私以行大义”，两文均告诫人们：应克制自己的私欲，为远大的理想与事业而修身行大义。足见，自古以来儒家是把“忍”的哲学当成修身养性、经世致用的重要法则来运用的。也就是在这种哲学影响下，元朝的许名奎反思一生的行为，并从各种典籍中选取若干史实，并结合亲身体会，从100个方面，详细阐述了“忍”的具体作用，归纳出百条处世箴言，这就是人们广为流传的《劝忍百箴》，后经人加以考注，更加详实完备，通俗易懂。许名奎认为“上至宰相，下至士庶，人皆当以为药石”，“朝夕看阅，亦可补德于万一”。其实，“忍”绝非仅是哲学的一个范畴。从心理学的角度讲，所谓“忍”（可作为忍耐、忍受、忍让的简称），是抗拒不安和焦躁，进行自我抑制，朝向自我所定目标，默默无闻向前突进的勇气；也可以说是那种能够非使目的达到不可的人所采取的意志行为。换句话说，是为了实现自己的目的，不惜彻底抛掉一切虚荣、悲伤、耻辱、下定决心、克服困难，无所悔恨的心理状态。“忍”是一种意志力或个性自我调控的高层次的表现。日本著名社会学家池田大作在他的《我的人学》一书中把忍耐恰当的比喻为“生长在地下的树根，这种根在地下深深地延伸，一层又一层地交叉伸展，才能成为绿叶纷披的大树”。他认为“不能忍耐而要完成大业，那和希望得到无根的大树没有什么不同。”风靡世界的日本电视连续剧《忍者神龟》，以拟人化的手法塑造了一群能够忍辱负重、侠肝义胆、敢为他人肝脑涂地、除暴安良的神龟，成为亿万电视观众所青睐与崇拜的偶像。足见，具有忍耐的心理品质是成就大业的重要条件。能忍其常人所不能忍的人，能成其常人所不能成的大业。

（2）乐者长寿，心情愉悦

正如著名生物学家巴甫洛夫说："乐观是养生的惟一秘诀"。世界卫生组织曾召集有名望的医学家与生理学家，讨论如何才能长寿，最后找到的办法就是：快乐！

情绪与健康有着极密切的关系。情绪对健康的影响。在日常生活中是随时可以体会到的。如人在悲伤的时候，纵然是山珍海味，也难于咽下，而当心情愉快的时候，粗茶淡饭也香甜可口。相传战国时期的伍子胥过昭关，因为悲愁，一夜之间头发全白。三国故事中的周瑜，雄姿英发，统帅几十万大军，因为度量狭溢而活活"气死"。与此相反，良好的情绪能增进身心健康，延长人的寿命。祖国医学很早就认识到情绪影响健康的哲理，并十分重视情绪调节。唐代著名医家孙思邈提出了十种禁戒，其中属于控制七情的为莫忧思、莫大怒、莫悲伤、莫大惧、莫大笑。清代名医程钟龄在《医学心悟》中强调要"惜精神、戒嗔怒"，才能保持身心健康。所谓"精神不敝，四体长春"，"心田宁静，天君泰然"。事实说明，多愁善感，忧忧寡欢的人，衰老总足过早地来临。唐代著名大诗人自居易多愁多病，为过早衰老而忧伤。他在一首诗中悲观地写道："鬓发苍浪牙齿疏，不觉生年四十七。前去五十有几年，把镜照面心茫然。"而心胸豁达、开朗乐观的人，不仅身体硬朗，在精神上也是青春常葆。我国有名的长寿地区广西瑶族自治县，长寿老人中60%以上性格开朗乐观、从容温和，而急躁易怒者仅占7%左右，没有发现性格孤僻忧郁的。我国民间广泛流传的《十叟长寿歌》中就有"坦坦无忧愁"之说。

当然，一个人每时每刻均保持心境平静及愉悦是不可能的，但做到理智地控制、调整自己的情绪则是可能的。

（3）人生十乐，放松心情

知足常乐：人是有思维的高级动物，人皆有七情六欲，若人的欲望无穷，容易脱离实际，故人要有自知之明，要知足常乐，尤其是对于年老体弱之人，就更为重要了。心动则神耗，神耗则伤身。贪心是长寿的大敌，如能淡泊名利，就能释去心头的一切负重，从身心和心理上得到最大的放松。人的成功在于天时、地利、人和，再加上机遇。人的基础千差万别，只要自己的现在比过去有进步就应该高兴，要自己跟自己比，只要努力了，没有虚度光阴就可以了。不然你得到的再多，心情也不会舒畅。若在人生的旅途上你能做到这一点，将是行也安然，坐也安然，富也安然，穷也安然；名也不贪，利也不沾，早也香甜，晚也香甜。布衣暖身胜似锦，粗茶淡饭保平安；离退闲暇览书篇，知足赛过长生药，不是神仙胜似神仙。

宽中取乐：宽即心宽，为人豁达、至诚、乐观。严于律己，宽厚待人，性格开朗乐观，你自然会觉得心情格外的舒畅，青春常在，对人对事常存宽容之心，生活自然充满阳光。诗人陆游的一生可谓爱情不顺，事业受挫，生活贫困，处境艰难。按常理而言，这些因素均是损寿的，但他却获得了85岁的高龄，这在古时候能如此高寿是极其难得的了。何以如此？就是他“想得开，放得下”。贬官回乡后，他竟“骑牛吹笛伴村童”，乐观多趣，有颗难得的童心，“老翁也学痴儿女，扑得流萤露湿衣”。

动中求乐：动就是要适量运动，寿命才长。最好的运动是步行。常运动，体力活力能永存，生命将会活得更加有趣意。清代诗人袁牧在其《老行》诗中写道：“老行千里全凭胆，吟向千峰屡掉头。”就吟出了

“行”与身心健康的关系。明月清风随意取，青山绿水任你游。坚持适度的运动，不但乐趣无穷，而且也必然会寓健身祛病、增强体质于其中了。

静中取乐：静是心静、冷静、平静、文静的意思总和。人生常静天地宽，我自稳坐钓鱼台。特别是老年人更宜静心养性，平心静气，少急勿躁，力避杂念，恬静寡欲，自可延年益寿。著名学者郭沫若喜欢“静坐养身”，即每天晨起晚睡前静坐30分钟，用以调神养心，最终享年86岁高龄，而他年轻时代在日本留学时，身体是相当虚弱的。

天伦之乐：人在孩提时代享受父母仁爱之乐，成人之期享受妻子儿女温馨之乐，老年之时享受儿孙们的孝敬之乐。天伦之乐是宇宙赋予人类的一大享受，家庭是社会的细胞，家庭和睦，夫妻恩爱，儿女孝顺，老有所养，少有所敬，美满幸福，心情舒畅，非常利于延长人的寿命。

忘年之乐：生活中不要常思老，最好不想年龄，常想老寿星，乃至超过老寿星，坚信能长寿，人虽老，忘年之乐不可少。如此就会产生愉快、轻松、乐观，充满对人、对事的希望情绪，可以达到治病防病、延缓肌体的衰老。在人生的生活中，常常去追忆自己所经历的快乐与幸福，可得到妙不可言的结果；勾画未来生活的美好前景，勤于跳跃思维，则是你走向任何事物的成功之路。

忍让之乐：与人交往以诚相待，若与人发生争执时，能忍则安，“忍”字当先，能忍则百气消，反之则伤身，得不偿失。忍利于事业的成功。在与人相处时，无论何事均要有度量，这样你的道德才会高尚，在生活中不触犯原则的小事上，忍让是最可贵的精神。有仁者之心的人，大都人缘关系好，能结交很多较亲密的朋友，随时均能保持愉快的情绪。心理健康、气血调和、新陈代谢以及免疫功能正常，人自然会健康长寿。

进取求乐：人必须有一个远大的理想与目标，要有积极的心态，为达到这一目标，一步一步向前，每走到一个小的目标，人就自然而然地获得快乐。人只有工作才能得到收获，有了收获就有了快乐。如你通过努力，撰写的著作得以出版，并且拿到了稿费，自然会有一种由衷的快乐。要进取就要多读书，不断地学习，知识是人类的精神食粮，是人类认识客观世界的精神动力，也是生命最快乐的追求，书籍是人类进步的阶梯，读书能使你增长见识，充实自己的人生观，学多识广的人才有可能达到人生所有乐趣的最高顶点。

助人为乐：你帮助了别人，别人得到了益处，肯定会感谢你，你帮助别人越多，你就会得到更多的快乐。把帮助别人当作一生中最大的乐趣，则在生活中你会心情更愉快，心胸更开阔，这样，你将更加体健与长寿。如老师精心培养学生，一旦桃李满天下，学生自然感谢老师，老师自然快乐。

自寻其乐：人生要自寻快乐，不要自寻烦恼，人类社会总是向前发展的，明天更美好。所以，对人对事对社会要多看光明面，少看阴暗面，最大的烦恼往往是自己制造的，最大的快乐也由自己制造。故要养成乐观的人生态度，凡事不钻牛角尖，退一步海阔天空，要善解人意，宽容四邻，要多看别人的优点，容忍别人的失误，养成谦和忍让、大度包容的风格。要根据自己的兴趣、特长，做一种力所能及的事情，如练书法、跳舞等，从中取得乐趣。

（4）知足长寿，心情舒畅

古今中外，知足者常乐，知足者长寿。不然你得到的再多，世上比你多的大有人在，你仍然不会乐。要知足，只要自己努力了，比自己以前强，就要知足，只有知足心情才能舒畅，才能长寿。

3. 健全意志

心理学上的意志健全，系指一个人的意志品质，包括意志的顽强性、果断性、自觉性与自制力等方面。顽强的意志能使人产生坚定的信心。信心是健康长寿的要素，它可以提高人体抵御疾病的能力。

（1）坚信长寿，放松心情

伊朗一位156岁老寿星阿巴斯·哈萨的长寿之道，就是他有坚定的长寿信心与乐观精神。

法国文学家雨果在40岁时曾患上严重的心脏病，面色铁青，人们惋惜这颗文学巨星就要陨落了。但雨果并没有因此而畏惧、悲伤。他树立信心，并与医生配合，又积极参加身体锻炼，终于奇迹般的康复了。并重新挥笔立著，一直活到84岁，雨果的长寿是来自他的自信。

据报道，一个美国公民得了癌症，当时他的妻子正怀孕，他决心设法要活到孩子出生，结果这位男子20年后还坚强地活着。

（2）科学作息，放松心情

巴甫洛夫是前苏联著名的生理学家，终年86岁。其高寿的主要因素是恪守科学、严格的作息时间。

4. 自找情趣

应结合自身爱好，干自己想干的事，如书、画、音乐、跳舞、步行、种花等。学自己想学的，自我陶冶，自找乐趣，自我调理。

5. 心理年轻

生理上的变化与衰老是不可抗拒的客观自然现象，人老了，但要紧的是心灵别衰老，即所谓人老心不老。

哀莫大于心死，心老了、死了，纵使肉体活上一万年，又有什么意义呢？故事老了，情节不能老；琴弦老了，曲调不能老；人老了，心不能老。你注意过这样的情景吗？鼓乐队里，号角永远是年轻的；林海雪原中，松柏永远是年轻的。乐观主义者，人老了，心永远是年轻的。冯玉祥将军一生勤奋，1946 年去美国时已年逾花甲，但仍顽强地学习英语。半年后，他第一次用英语发表了演讲。著名画家齐白石以“天道酬勤”为座右铭，在 93 岁高龄时仍画了 600 幅画。之所以如此，是因这些名人贤士有一颗不老的心。心理上应防止人未老“心”先老，四五十岁就认为自己老了，六七十岁就觉得自己不中用了，离死不远了，这种消极的心理状态极不利于健康长寿，应当树立一种比实际年龄小几岁的心理状态，要常想大器晚成者，常想百岁寿星，即是到了百岁，还要想有活到 120 岁的……要坚信自己能长寿，以保持人老心不老，信寿享康年。

老当益壮，不沉溺于衰老感

曹操曾自述：“老骥伏枥，志在千里，烈士暮年，壮心不已。”他可算是我国历史上老当益壮的一个楷模。姜子牙80岁为相，英国生物学家达尔文在60岁以后还完成了不少著名著作。

在人生的征途上，我们手中只有一张单程票，没到终点站你千万别急于下车。心灵年轻了，世界就变得美好了，人也就有活力了。

6. 敢于美化

爱美之心人皆有之，除了适当着装，科学美容等美观大方外，心灵美、语言美、行为更应该美。

7. 广交朋友

不忘老朋友，更交新朋友，不仅交中老年朋友，也与青年人交朋友，是朋友就能愉快地相处。朋友多了，自然谈心、聊天的人就多，心情就能保持轻松愉快，防止与减少孤独，压抑情绪；朋友多了能经常谈天说地，促膝谈心，有不顺心的事，得以及时吐露、宣泄，利于保持良好的心境。

良好的人际关系，利于放松心情。在人类社会生活中，良好的人际关系可以消除孤独感，获得安全感，利于放松心情。心理健康的原则是有朋友来往，乐于助人，也能接受别人情感的和实质的帮助。在和别人相处时，持善意态度（如信任、尊敬、喜悦等）多于敌意态度（如怀疑、轻蔑、厌恶等）。希望得到关心和注意，是人类基本动机之一。关心别人，帮助他人满足需要，于是你在他人生活中的重要性就会增强，自然地他人就会来关心你。相互关心能促进心理健康，放松心情，同时当一个人意识到自己能够对别人关心及帮助时，他的自信心和自尊心也会增强。

人与人之间靠信息的交流相互了解。交谈时，要善于倾听别人讲述的内容，并不应抱定某种成见，不然则无法弄清楚别人的意见、信息。交流除语言外，还要注意对方的体态、表情，以及整体的反应。有学者认为，“体态”的语言比申诉更重要，下述三点对友谊的建立，放松心情十分重要。

(1) 真诚的鼓励与赞美

一般人均爱听顺耳的话，同时人人皆可有被称颂的地方。赞美不应是虚伪的恭维，更不应是阿谀逢迎之词，只有真诚的鼓励，才能增进友谊，放松心情。

(2) 团结的愿望与善意的批评

“忠言逆耳利于行”。但人们往往对激烈的批评方式不悦。善意的批评，一是要分析发生过失的背景，使当事人不感委屈；二是友好的态度，不要伤当事人的自尊心；三是从吸取教训方面给予劝告、鼓励。从而避免被批评者的自我心理防卫。

(3) 尊重人，不强加于人

每个人均有独特的个性，人际相处需要持随和态度，当然不能违背原则。不可能也没有必要希望被所有的人赞同，应坦诚地表明自己的原则及观点，但不要强加于人，尊重对方的信念、原则及行为习惯。

8. 风趣幽默

幽默会使别人与自己笑口常开。心理学家们认为，幽默是一种心理防卫机制。

幽默可以化解挫折、困境、尤其是尴尬局面，并赋予生活以情趣及活力。

幽默是“一种优美的健康品质”，“是具有智慧、教育和道德上优越感的表现”。幽默给予我们心理上的影响极大，具有良好的心理自卫功效，哪里有幽默，哪里就有活跃的气氛；死气沉沉、抑郁寡欢的场面便会烟消云散，代之以充满情趣的欢快场面。幽默可使人类征服忧愁，放松心情，获得有效的心理平衡。

幽默以奇特、含蓄、双关、讽喻、巧合、诙谐等形式的良性刺激，当被认知后可导致欣快感。它超越滑稽逗哏、寓意微妙深邃，给人以启迪的韵味。邓小平同志回答外国友人对他所经历非凡的政治风云而仍健康达观的询问时幽默的说：“天塌下来有高个子顶着哩。”意境无穷！

（1）幽默的价值

幽默能巧妙的化解尴尬放松心情：当一个人处境困难或场面尴尬时，有时可以使用幽默化险为夷，渡过困难情境或者通过幽默缓解矛盾，消除紧张，起到安全阀的作用。春秋战国时，齐国宰相晏婴要到楚国办理外交事务。但由于晏婴身材矮小，楚王听了奸臣的谗言有意捉弄他，在宫门旁开了一个小洞，要晏子从洞口爬进宫。晏子听后心中很气愤，但身为外交使臣，是代表国家利益，远道而来，既要维护自己的尊严，又不能因此事影响外交重任。于是他机敏地对楚王曰："大国有大门，小国有小门。难道楚国是小国，竟然只有如此小门吗?"楚王一听，当然不承认自己是小国之君，只好叫卫士大开城门，让晏子堂堂正正地走进了宫殿。晏子不但没受到侮辱，而且显示了自己的大智大勇。与此相同，古希腊有个流芳史册的大哲学家名叫苏格拉底，不幸有个脾气暴躁的夫人。有一次，苏格拉底正在院中与学者、学生讨论理论问题，这位夫人正在洗衣，在后房大骂起来，拎着水桶经过时，还将一桶水泼到苏格拉底身上，使他如同落汤鸡。他的朋友及学生茫然而不知所措，苏格拉底诙谐地一笑，幽默地对大家讲："我早知道，打雷之后，一定会有倾盆大雨的。"学生们听了都会意地大笑，其夫人也不好意思地冷静下来，本来剑拔弩张的场面，经苏格拉底这么一幽默，也就把这次可能发生的争斗化为乌有了。我们可从中看到这位哲人的高超修养与博大的胸怀。

幽默可巧妙的摆脱困境放松心情：幽默能够缓解矛盾，使人们关系融洽和谐，摆脱窘困的境地。这可从幽默大师肖伯纳的一次遭遇看出。有一天，肖伯纳在街上散步，一辆自行车冲来，双方躲闪不及，均跌倒了。肖伯纳笑着对骑车人说："先生，您比我更不幸，要是您再加点劲，那就可作为撞死肖伯纳的好汉而永垂史册啦!"那人歉意地和肖伯纳握手，承认自己的过失。这样一个得体的幽默，比单纯的训斥或嘲骂更使人开窍得多。

幽默可巧妙的化解冲突放松心情：幽默在人际交往中向来被誉为一种较高级的修养与适应方式，可以起到缓解人际交往中的冲突，化解紧张的积极作用。英国生理学家赫胥黎积极支持并竭力宣传达尔文的进化论思想，为此曾被当时教会诅咒为"达尔文的斗犬"，社会上也有人附和教会的迂腐之见。一次辩论会上，正当赫胥黎走进会场时，宗教界的某些头目与反对进化论的人又怕又恨他，便叫嚷起来："当心啊！达尔文的斗犬又来了。"赫胥黎听了既无自愧自卑之色，又不高声嘲笑，而是对诽谤者轻蔑地回敬道："是呀，盗贼最害怕嗅觉灵敏的猎犬。"顿时，攻击者黯然失色，自觉无味，安静下来，而赫胥黎及他的支持者却通过这一幽默维护了自己的心理平衡，保持了宁静愉快的情绪。

德国著名的诗人歌德有一天在魏玛公园散步时，突然遇到一个男子，这正是曾经把歌德的诗歌贬得分文不值的批评家。恰巧两人在仅能容许一个人通过的小径上狭路相逢，那位"批评家"一如常态傲慢地讲："给我让开路，因为对一个傻子，我决定不让路！"歌德本来就不屑与这种无赖争辩，但此时听到这侮辱人的恶语，为了保持自己的心理平衡，他不假思索地回答道："我正好相反。"意思是说从来都是给傻子让路的。歌德自信地站到了一边，而那位"批评家"却啼笑皆非，有苦难言，悻悻地低头离去。可见恰当地使用幽默可使人遇到困难仍能乐观进取，并克敌制胜以自卫。

幽默可使生活充满情趣心情愉悦：美国著名小说家马克·吐温的机敏幽默是久负盛名的。一次他到一个镇上，临行前有人告诉他，那里的蚊子很厉害。到了以后，当他正在旅社登记房间时，恰巧有一只蚊子在他面前来回盘旋，房主人感到不好意思，用手把蚊子赶开，马克·吐温却若无其事地说："你们这儿的蚊子比传说的还要聪明得多，它竟会预先看好我的房间号，以便夜间光顾。"大家听了不禁失声大笑。店主人立即组织店员全体出动，彻底打扫卫生，想尽一切办法不让蚊子光顾马克·吐温的房间。马克·吐温的这句幽默话，使旁听者既感到这位大作家不但没有架子，而且温和可亲，又懂得这是作家婉转的批评。仅一个幽默便建立起了一种亲密友谊，而使旅店工作人员愉快地改正工作，提高了服务质量。著名医学教育家马旭教授年过八十。有一次急性脑病住院康复后，友人关怀问安，他讲："马克思说暂不许我报到，早晚会去，但不必着急。"大家均欢笑起来。

综上所述，幽默确是人放松心情，心理平衡的一种极丰富的精神营养剂，哪里有幽默，哪里就有欢笑。在人际交往中，与谈吐不俗、机敏风趣、幽默生动的人交往，会使你如沐春风、神清气爽、困顿全消。故学会一点幽默感，可以增强人际交往的生动性与亲切感。我们在人际交往中应该注意学习幽默大师的心理修养，从中吸取经验。

（2）幽默的条件

豁达大度，放松心情：一个人，如果处处寸步不让，步步为营，或斤斤计较，爱生闷气，那就谈不上有什么幽默之感了。扬州八怪之一的郑板桥，总结出“难得糊涂”的人生经验，就是告诫人们应该雅量大度，对于一些家庭之事、朋友之事，不是原则问题，切不可太认真，应是“小事糊涂”。这种糊涂是聪明的糊涂，是雅量大度、达观洒脱的具体表现。而对于原则的问题，人生的追求与理想，则应具有高尚的情趣与乐观的信念。每一种幽默的谈吐均是建立在说话者的思想健康、情趣高尚的基础之上的。幽默者之所以对人提出了善意的批评与规劝，是因他本人必须具有较高的思想境界与涵养。一个心地狭隘、思想颓废的人是绝不会有幽默感的。或者说，幽默永远属于品德高尚、热情温厚、心胸广阔、轻松开朗的人，故“世界上没有哪一个伟大的革命家、艺术家是没有幽默感的。”

富有悟性，放松心情：悟性系指人对事物的分析与理解能力。幽默的谈吐要求人们具有对事物深刻的了解及分析能力，还应具有“急智”，即要求当事人思维敏捷，具有随机应变，信手拈来，脱口而出的技巧。这些技巧来源于对生活中事物的深刻体验和细致的观察。一个人若能在谐谑中道出人生的真情，这才是一种真正的幽默感呢。要做到这些，必须具有较高的观察、思维、记忆、想象等认知能力，方能通过拟人、倒置、对比、比喻、夸张、双关等语言表达方式说出非同一般的幽默之言来。

善于表达，放松心情：幽默第一要素是出乎人们意料之外，而又必在于情理之中，这样才能使听者感到幽默者的力量并获得笑的享受。因此，具有这种幽默感的人在语言的使用上几乎达到炉火纯青的程度。许多幽默大师，均有较强的语言驾驭能力，他们信手拈来，随口说出，使人读后或听后，感到轻松自如。曾有这样一则笑话：某大学生对他的导师曰："我常梦想自己当上了教授。请问老师，我要怎样做，才能使梦想变成事实呢?""少睡觉!"足见这位导师回答真是句绝妙的双关语。它既告诉大学生少梦想，才能实现理想的事实；又从字面上回答了"使梦想变成事实"，只有少睡觉的意思，使人读后感到确实妙在其中，很难再用其他语言来表现"少睡觉"这三个字的含义。可谓言简意赅，意味无穷。

丰富经历，放松心情：据对幽默颇有研究的我国著名语言大师林语堂先生的观点：一个国家的文化，发展到了相当程度时，才会有幽默文化诞生。同样，一个人也只有达到了相当的智慧，相当的达观超脱的境界，拥有了相当丰富的人生经验，幽默才会出现。像林肯、马克·吐温、高尔基与鲁迅等等著名幽默大师均有极丰富的人生经历。故要想学会幽默，首先就要深入生活，要经风雨，见世面，见多识广，才能看得穿，想得透。"曾经沧海难为水，除却巫山不是云"，关键时刻，才能固守从容，缓解矛盾，布笑施欢，使人融洽和谐，如沐春风、增添欢乐与韵味。正如鲁迅先生所说："渡尽劫波兄弟在，相逢一笑泯恩仇。"没有"渡尽劫波"的艰苦经历，是很难对过去的恩怨"相逢一笑"的。可见，幽默是一种达观、洒脱的人生态度，是生活积累与丰富经历的自然结晶。要想具有幽默感，必须在积极的人生中开阔眼界，增长知识，提高文化素质，经过不懈努力才能逐渐学到手中。

9. 家庭和睦

人的一生离不开家庭与社会，而好的环境需要自己努力创造，努力创造一个充满欢悦、温馨、和谐的家庭环境是人一生最大的幸福。家庭和睦，心情舒畅。

10. 科学生活

保持健康的生活方式，养成良好的生活习惯，是身心健康的根本保证。

11. 笑口常开

古代哲人早已说过："笑就是健康。"中国民间常说："笑一笑，十年少"。德国生物学家农涅对人体的心理极有研究，他 92 岁高龄时在一次领装会上说："一个人皱一下眉头，需要牵动 30 块肌肉，而笑一下只需牵动 13 块肌肉。所以笑一下所消耗的能量比皱眉头省得多。因此，亲爱的同行们和朋友们，经常笑吧！"

不少人对笑进行研究，一个美国医生小组得出结论说，笑对整个机体而言是最好的体操。有位专家列举了笑的十大好处：①增加肺的呼吸功能；②清洁呼吸道；③抒发健康感情；④消除神经紧张；⑤放松肌肉；⑥有助于散发多余的精力；⑦驱散愁闷；⑧减轻"社会束缚感"；⑨有助于克服羞怯的情绪、困窘的感觉以及各种各样的烦恼，并有助于建立人们之间的交际和友谊；⑩能帮助人们适应环境，乐观地对待现实。

据报道，一个名叫卡曾斯的美国记者，突然患了一种结缔组织严重损伤的疾病，举步维艰，痛苦万分。医生告诉他，这是不治之症，将不久于人世。但卡曾斯却没有被吓倒，他想起一句名言："悲伤引来病魔，快乐走向健康。"于是他提出了一个奇特的自我治疗方法，寻找一批喜剧影片，让护士每天给他放映，他欣慰地发现，十分钟的大笑，具有明显的镇痛效果。于是他给自己安排了生活三部曲：吃饭、大笑、睡觉。十年过去了，他仍奇迹般地活着，且身体越来越好。医生们研究认为，笑的确是一种精神保健操，是医治疾病的神奇良药。

笑有益于身心健康。但笑也应有个限度，要适可而止，否则会"乐极生悲"而引发疾病，甚至笑死人。历史上曾有过这种教训。宋代金兀术被气死后，牛皋由于高兴过度，哈哈大笑，一口气没接上，竟笑死了。唐代名将程咬金活到100岁，可惜最后也是哈哈大笑而死的。吃饭时不宜大笑，因为这时大笑，食物可能坠入气管；吃饱后大笑，有可能诱发阑尾炎与肠扭转；心肌梗塞病人如果大笑不止，因胸腹腔内压加大，可能突然发生意外；高血压病人大笑，可以使血压升高，血流加快，引起脑溢血；疝气患者大笑不止，会导致疝气在笑声中不断增大。所以，要注意控制自己情绪，有效地调剂七情变化，使之有时、有节、适中、稳定，这样就能避免"乐极生悲"之悲剧重演。

适当笑口常开，保持乐观愉快的情绪，让我们经常舒心适当地笑笑吧！

第五章　怎样调摄不良心情

由于自然（含个体生理）与社会因素的压力或不和谐，会在心理上产生不同程度的紧张，乃至出现心理障碍；如果应对不当，心理会失去平衡，甚至精神崩溃，因而采取正确的心理应对以维持心理平衡，是心理保健的重要措施。心理应对在个体社会化与人格形成过程中逐步获得，并随社会阅历而不断丰富。心理应对具有个性特征。面对同样的生活事件，不同的人会有不同的应对；同一个人在不同情境下对同样的生活事件也可能采取不同的应对方法。心理应对一般可分消极与积极的两大类。

增强对刺激或压力的耐受力和对挫折的容忍力是心理平衡的根本。在困难面前，自觉地克服矛盾，以坚韧不拔、百折不挠的积极态度去设法求得解决，是应予鼓励与支持的。那种遇事悲观失望、畏缩后退、颓废沮丧的消极态度是不可取的。当然，我们也不能要求人人、事事、时时都有坚毅刚强的意志行为，因为每个人免不了有软弱与心理暂时失控的时候。但那种消极悲观和精神病态的现象则应尽力避免。

在当今社会发展较快，竞争加剧、生活节奏加快、各种压力加大的情况下，一个人不出现心情紧张是不可能的，关键是遇到心情紧张后怎样迅速调整好自己的心态，适应现实生活。力争时刻保持心情舒畅，天天拥有好心情。

1. 冷静、制怒

历史文学巨著《三国演义》中的周瑜，二十岁被孙权拜封为东吴大都督，可说勇谋皆备，一身豪气。但他有一个致命的弱点：器量狭小，易于发怒，在诸葛亮三气之下，脾气爆发，指天恨地："既生瑜，何生亮!?"怒爆而亡。

长寿学研究表明：最能使人短命夭亡的，应是不好的情绪与恶劣的心境。勃然大怒就是这种不好的情绪与恶劣的心境之一。《东医宝鉴·内景篇》曰："七情伤人，惟怒为甚，盖怒则肝木克脾土，脾伤则四脏俱伤矣。"

乐观是健康长寿的必要条件之一，因此做人必须学会制怒。制怒之法，首先是以理制怒。即以理性克服感情上的冲动，在日常工作与生活中，虽遇可怒之事，但想一想不良后果，可理智地控制自己过极情绪，使情绪反映"发之于情"、"止之于理"。其次可用提醒法制怒。在自己的床头或案头写上"制怒"、"息怒"、"遇事戒怒"等警言，以此作为自己的生活信条，随时提醒自己可收到较好的效果。再次，怒后反省。每次发怒之后，吸取教训，并计算一下未发怒的日子，减少发怒次数，逐渐养生遇事不怒的好习惯。

可用转移、吐露、忘却、运动等法，达到冷静、制怒之目的。

实践中，我们获得了一个非常有效的方法：

当心情过度紧张时，首先微微闭上自己的眼睛，双手平放在膝盖上，使自己充分放松，再放松，平静下来，平静下来，平静下来，将远处的声音收入耳底……

静下来之后，听听自己内心的声音，“人生百年，一切痛苦，皆由自造。万病之根在于心，而心病的根在于心动、心不静、心烦意乱。为什么遇到不顺心的事，别人的伤害、不解，非要发怒、郁闷、伤心呢？这不是拿别人的错误来伤害自己，来惩罚自己吗？若惩罚得我伤痕累累，疾病缠身，值得吗?！不，我偏不要伤害自己，我心不动，我心静。不管遇到什么事，哪怕天塌下来，我心也不动。心静才能思路广，心静才能出方法，才能使事情转危为安！徒劳无功，伤人不利己的事，我才不做呢!”

经过内心的不断反省，你会渐渐发现自己的心理开始发生变化，开始能够有意识地主控自己的情绪了。每发生一件事，不管是好事还是坏事，“我”不大喜（喜伤心），也不大悲（悲伤肺），更不动怒（怒伤肝），首先“冷静”下来。冷静是对的，冷静是你战胜不健康心理的关键一步。冷静，你就迈出了成功的第一步。然后告诉自己，任何事情的出现均是好事，均是前进路上必须经历的，它一定会使事业向前推进，使我变得更成熟、更健康。真幸运，这件事发生在我身上，又给了我一次成长与锻炼的机会。用平静的、喜悦的心情去处理，事情十有八九均会向好的方向发展。

经过不断反复地在实践中锻炼，你会发现自己不知不觉地逐渐成熟起来了，能遇事平静的思索，心情愉悦地处理事情了；你还会发现：路路畅通，处处皆是青山绿水。这才是从根本上获得“时时有份好心情”，大脑不断分泌 β－内啡呔，便自己变得年轻、漂亮而又健康。这是最宝贵的，这才是生命中放松心情的最无价之宝。

2. 自我宽慰

君子坦荡荡，小人常戚戚。自我安慰是以一种未必能够成立或实现的假设来安慰自己，从而求得心理平衡的良方。假如你被别人误解，如果你想到“人无完人”，“或许过两天他会知道事情真相的”。这样，你的心胸必定能够豁然开朗。假如，一个朋友对你做了亏心事，你当时会觉得很生气，这时你若想到“生气是拿别人的错误来惩罚自己”，你也许很快就会气消怨散。

3. 适度宣泄

选择适当时间、地点、对象，采用适当的方法（如倾诉、呐喊、痛哭、写信、记日记等等），将自己的痛苦表达出来谓之宣泄。

“怒”是一种很强的心理能量，强行压制、积累，有时可酿成更大的怒气，对事情更为不利，无论是转移回避还是设法自慰，均只能暂时缓解心理矛盾，求得表面上的心理平衡，长期的压抑对身体形成损害，因而适度地宣泄就显得极其重要。当然，这种宣泄应当是良性的，以不损害他人、危害社会为原则。假如当你心情压抑时，你可以去踢踢球，或狠摔一下沙发垫、毛巾、枕头等，将火发在它们身上，发泄完后你会感觉轻松得多。当你被别人误解而又没有机会解释时，当你对生活环境感到极端厌倦、压抑时，就适当地发泄一下，使不快情绪彻底宣泄，你可以开怀大笑；也可以在无人之处大声喊叫或嚎啕大哭，哭泣能发泄精神压力和心理痛苦，“大哭一场”、“一吐为快”，能使心理保持平衡。人在悲痛时，会产生一些不明的毒素，从泪液中排出体外，对人体有益。还可以找几个要好的朋友且与此事无关的人倾诉、谈谈心，诉说完后会感到一身轻松，唠叨有益身心健康，唠叨是女性从生活中获得精神充实、愉快和思想稳定的需要。女性通过唠叨，满腹的忧愁则可以从体内发泄出来，沉重地思想包袱也得以缓和和消除。必要时可以对他们发发火，你甚至可以在适当的场合对完全陌生的路人倾诉一番，以从别人的理解中求得心理上的安慰与平衡。也可通过较重的体力劳动或体育锻炼来发泄，但一定要根据个人的身体状况，不可盲目进行。

摒弃错误的宣泄方法。不要试图暴饮暴食；不要试图酗酒；不要试图吸烟；不要试图疯狂购物；不要网络成瘾；不要试图赌博。错误的宣泄方法，不仅不能取得任何减压的效果，反而会适得其反。所以宣泄，是合理地发泄。

4. 角色互换

角色互换就是在心理上将自己与他人调换位置，设想自己是对方或是其他比你受伤害更重要的人，将心比心地思考，摆正自己与他们的位置，找出自己在此次事件中应负的责任，如此就学会了理解别人，尊重别人，也不会再钻牛角尖，可放松心情。

5. 转移

将注意力指向无害的事物或从事有益的活动（如看书、听音乐、学歌舞、做家务、看电视、体育锻炼、钓鱼、逛街旅游等），以减轻痛苦谓之转移。

有意识地将注意力转移到别的方面去，假如心情紧张时就去参加各种文体活动，或将心思集中到劳动中或学习中去，以使自己从中获得乐趣和满足，排遣心中的忧闷和烦恼。

当你心情压抑沉重之际，千万别一个人躺在床上或呆坐在屋内，你可以让户外的风景陶冶你的性情，让开阔的视野舒解你的郁闷；当你感到心情烦躁时，可以听一段相声或音乐，看几幅漫画，或读一读幽默笑话；当你感到恐惧之时，你可以到球场去看一看球赛，或到繁华的商场逛一逛等等；当你“火”上来的时候，对那些看不惯的人或事往往是越看越生气，此时不妨来个“三十六计走为上计”，迅速离开令你发怒的场合，选择一个你喜欢的地方，换一个环境，换一种心情，听一段美妙的音乐，欣赏一下花香鸟语，这会使你逐渐安静下来。改变或脱离不利环境，可以使你从不利环境中及时地解脱出来，避免了因不利环境使人产生的心理压力而导致个人情绪的恶化。

心理调适是因人而异、因情而定的，它是一个动态的过程，贯穿于人的一生。

实践证明，外因永远通过内因而起作用。只有一个人历经多次失败体验，深感内心痛苦，疲惫不堪时，才会发自内心地认识到，心情过度紧张必定后患无穷，从内心深处渴望改变。知道改变的方法了，并不断地付诸于实践，心理才能真正走向健康。

6. 代偿

改变目标与追求，或用一方面的优势弥补另一方面的不足谓之代偿。

人人都能成功，且成功的路不止一条，一个目标得不到，可以继续努力，也可适可而止，可以用另一个目标来代替。假如你喜欢某一个工作职务、某一个学效、某个专业、或喜欢某一个人、某一样东西，你虽然努力想得到它，但并不是都能实现，若得不到就会有挫折感，这是就要调整好自己的心态。其中有一种办法就是酌情换一个目标。

美国有一本书里讲了一个故事：有一个女孩，相貌平平，身材一般，从小学、中学到大学，什么校花、交际花、模特，大凡登台露脸的事，皆排不上她，但她并不气馁不自卑，就觉得你们有这个长处，我可以培养别的，她选择了在学问修养上狠下工夫，博览群书，知识渊博，琴棋书画样样精通，努力培养内在的美，气质高雅。长大后她终于压倒群芳，嫁给总统，成了第一夫人。她靠的是什么？是心灵气质的美、道德的高尚与学问的修养，弥补了她外在的不足，这也是代偿。

7. 升华

改变不被社会所允许和接纳的动机和行为，导向比较崇高的方向，使之符合社会规范和时代要求，具有建设性，有利于社会及个人发展，能被社会所接纳，或化悲痛为力量，变压力为动力，将情绪激发的能量引导到正确的方向，使其具有建设性、创造性，对人对己对社会都有利，谓之升华。假如追求异性的爱，但限于种种因素而不能实现等，采用写诗作赋、书画音乐来抒发其不能倾泻之情感。德国作家歌德因绿蒂另有所爱而初恋失败，于是写下了《少年维特的烦恼》；孔子厄而著《春秋》；太史公腐而《史记》出，皆是升华的范例。“化悲痛为力量”也是升华的一种表现。

8. 放松训练

工作中不可避免地要出现心情紧张。在处理一件棘手的事情，或者持续一天的辛劳后，应及时松弛自己的情绪，不要让紧张情绪影响自己的休息与睡眠。为此可以学习心理治疗中的一些放松训练技巧，每个人根据自己的特点与喜好，选择一至两种方法即可。可以是气功、太极拳，也可以是瑜伽训练或肌肉放松训练，如应用得当，可以非常有效地消除紧张情绪，放松心情，使身心健康。

（1）何谓放松训练

就一般而言，放松训练是指身体与精神由紧张状态朝向松弛状态的过程。但放松训练的定义，至今仍有争论。

荆其诚（1991）主编的《简明心理学百科全书》提出，放松训练是一种治疗应激和紧张的方法。紧张反应激起交感神经兴奋，使心跳加快，血压上升，呼吸急促。这些攻击－逃避症候群对于维持生存是必需的，但也可能成为危害心身健康的因素。副交感神经具有与此相反的功能。可使身体恢复到正常水平。放松训练的目的就在于协助副交感神经系统发挥这种平衡作用，使紧张状态不致长久地处于极高水平。

朱智贤（1989）主编的《心理学大词典》提出，放松训练是在体育运动中进行心理训练的具体手段之一，是有意识、系统地训练肌肉动作逐步达到松弛，并使呼吸减缓，目的在于通过人工的放松训练，获得控制身心活动强度的能力。

张苏范等（1987）在《生物反馈》一书中提出，放松训练是在一个安静的环境中按照一定的要求完成特定的动作的程序，通过反复的练习，使人们能够学会有意识地控制自体的心理生理活动，以达到降低机体唤醒水平，调整那些因紧张性刺激而紊乱了的功能。

可见，放松是一个使身体与精神由紧张到松弛的、多维度的动态过程，在心理过程的认知、情绪和意志行为、生理反应等方面皆可以有所体现。它是一个无关认知活动逐渐消失，注意集中，情绪稳定，心情舒畅，行为和生理唤醒水平降低的过程。这个过程应当是人的意识主动控制的过程。

放松是一个状态，即松弛状态。它是心理活动专注一境而不散乱，内心宁静，头脑清醒，不急不躁、不气不恼，身体安定，生理反应稳定的状态。而这个状态是在特定情境出现的，必定要受当时内、外环境的影响。放松是一种个性特征，是一种能力或一种心理品质，是一个人经常表现出来的情绪反应与调节能力的稳定特征。这种特征受环境、遗传、训练与主观努力等因素的交互影响，是可培养的。放松还是一种生活哲学，其功能和人的身心健康、人际关系与工作效率相互作用，故它又是人们摆脱压力、松弛身心、增进健康、提高工作效率的生活追求。

总之，放松是一个使身体及精神达到松弛状态的过程，是人们在不同情境和状态下控制自我身心能力的表现，按照一定的原则与要求，遵循一定的方法与步骤，即放松技术，就能够加快人们的放松过程，提高放松能力，迅速获得松弛状态。故有意识、有计划地学习与反复练习旨在获得身体和精神松弛状态、提高身心调控能力的有效心理放松技术的过程就是心理放松技术训练，也可称为放松训练。

（2）放松训练调摄心情的道理

放松训练系指在一个安静环境中，按一定要求完成特定的动作程序，通过反复练习，使人学会有意识地控制自体的心理生理活动，以降低机体唤醒水平，调整因紧张性刺激而引起的机体心理生理功能的紊乱，放松心情。放松训练可有效地使机体产生松弛反应。松弛反应是一种导致交感神经系统普遍降低的综合性下丘脑反应。这种反应常常伴有心理情绪的改变，故心身医学与医学心理学中均将其列为常用的心理治疗手段。随着心身医学与医学心理学的发展，放松训练也越来越受到重视。自20世纪90年代以来，国际上对于放松训练的机制研究与临床利用就越来越广泛，对其生理机制的研究包含了神经、内分泌等各个方面，对其心理调整作用也在此基础上取得了更为深入的认识。

研究表明，放松训练对心理的调整作用主要表现在可以改善焦虑、抑郁等不良情绪，放松心情，促进睡眠。另外，在一定程度上还可以改善认知功能，并对练习者的个性特征产生一定的影响。

多数观察放松训练对情绪与睡眠影响的研究是在癌症患者中开展的。研究结果普遍认为，放松训练可以改善负性情绪，促进睡眠，提高癌症患者生活质量与满意度。睡眠好，则心情好。对其他疾病及健康人中的研究也取得了相似的效果。

Reibel 等观察 MBSR 对 136 名不同病种病人的心理、生理各方面的健康状况及生活质量的影响，发现训练后病人健康状况有较大改善，症状自评量表（SCL－90）时显示总心理压力降低，其中抑郁评分降低 34%，焦虑得分降低 44%，且这种有利作用在追踪一年后仍未完全消失。

Shapiro 等以医学院与医学预科学生为对象进行研究发现，MBSR 可以减轻大学生焦虑自评症状，减轻综合心理压力及抑郁，提高总体满意度。国内对大学生的研究也发现放松训练可以降低焦虑水平、改善睡眠。

徐春蕊对健康产妇的研究发现，放松训练可使产妇焦虑及抑郁评分明显降低，同时可以降低焦虑并发症，减少异常分娩发生。

从这些研究中可以看出，放松训练可以改善负性情绪、促进睡眠，这种作用在病人和健康人中均可出现。睡眠对于机体有良好的保护性作用。睡眠的剥夺则会对机体生理、心理各方面产生多种有害的影响。心理方面会表现为焦虑、易怒、情绪不稳定、记忆力降低等；生理方面则会出现性激素周期紊乱、痛阈降低等。放松训练改善情绪和改善睡眠的作用之间相互促进，形成良性循环，使练习者的心理状态得到调整。

性格虽然受先天因素影响，但主要还是个人在发育过程中逐渐形成的对外界事物特定的反应模式。放松训练可以使人形成一种新的操作性条件反射，从而改变个体在紧张刺激下的心理反应。正是由于这种心理学效应的存在，使得放松训练具有陶冶性情、延年益寿的功能。

通过研究可以看出，放松训练对练习者的情绪心理状态、认知功能、个性特征等等均可产生一定影响。其中，改善负性情绪可能是提高患者生活质量满意度的基础，对练习者认知功能的影响则可以促使练习者正确认识和看待生活中的意外事件，对个性行为特征的优化则使得练习者有可能在不良刺激面前保持平和的心态，这些均有利于练习者应对生活中的不良应激，保持健康的心理状态。

（3）放松训练的手段

放松训练的手段很多，分别产生于不同的心理治疗理论体系。其中的多数出自行为治疗方法。传统的放松训练方法包括自律训练（Autogenic Training，AT）、静默法（Meditation，M）、渐进性放松（ProgressiveRelaxation，PR）、生物反馈放松训练（Biofeedback Relaxation Training）等，其中静默法又包括气功（Qigong）、瑜伽（Yoga）、坐禅（Zen）、超觉沉思（Transcendental Meditation，TM）等。D. V. Harris（1986）将放松技术分为两类。一类是躯体性技术，又称为“肌肉－精神技术”（Muscle to

Mind)。该技术的目的是训练肌肉对任何水平的紧张都能产生感觉，并能够将任何紧张释放。此类技术包括呼吸法、Jacobson 的渐进放松法等方法；另一类技术是认知性技术，又称为“精神－肌肉技术”（Mind to Muscle）。其目的是训练通过大脑的安静，使肌肉放松，包括冥想、表象、自生训练法等方法。Zaichkowsky 与 Takenaka（1993）将唤醒调节技术分为两类：一类是自我调节，指的是运用某种方法调控自己的唤醒水平；另一类是外部调节，指的是其他人对受训者的唤醒水平进行调控。马腾斯（1987）认为，控制应激可以从环境控制、身体放松和认知应激控制三个途径实现。陈佩璋（2000）认为，近年来放松训练发展了五大类型：①渐进性肌肉放松；②自生训练；③自我催眠；④静默；⑤生物反馈辅助的放松。

如何进行放松训练？Benson（1977）提出了放松技术中存在的四个基本成分：①精神专一；②被动态度；③减少肌肉紧张；④安静的环境。一般放松训练经过 4～8 小时的数次集中训练，再伴有每日自我个别练习（如家庭自我练习）20～40 分钟，只要训练对症，练习得法，又能认真坚持，就可以取得预期的效果。

在训练形式上，一般由指导者给予现场指导训练，近年来，还出现了通过录音带或录象带的播放来进行指导的训练形式。另外，Baher 等人已将微机技术应用到放松治疗领域。他们使用 Apple－IIC 程序指导 20 名受试者放松，结果表明能显著降低焦虑水平。

放松技术训练的基本步骤，首先是呼吸减缓的训练，其次是对肌肉、关节韧带的松弛训练，精神放松（或神经放松）训练，还有放松性言语暗示的手段与注意集中对象的转移等等。其过程分两个阶段：①采取上述放松训练手段后，使机体处于机能恢复时期，生理能量的消耗降低，机体活动减缓或静止；②大脑的心理过程处于敏感化状态，表现为注意集中，排除外界干扰，只对言语暗示产生有效的特殊反应。前者称为微睡或半睡机制，后者是特殊的心理反应最佳状态，在这一机制基础上，进行各种心理调节才更有效。

（4）介绍一种心身放松术

该训练方法通过对肌肉进行反复“收缩－放松”的循环训练，使人觉察到什么是紧张，什么是放松，从而消除紧张达到松弛的目的。这种放松不仅能影响骨骼肌系统，它还使大脑皮层处于低唤醒水平。此方法目前在国际上颇为流行，但该方法所附磁带节奏较快，不适应大部分人放松心理，且在后期受试者能很快找到放松感觉时，该方法的程序略显烦琐，故我们只在训练初始时采用。作这种训练需大约20～30分钟，在安静的环境中采取舒适放松的坐位（或卧位），然后按指导语或规定的程序进行肌肉的“收缩－放松”交替训练，每次肌肉收缩5～10秒钟，然后放松30～40秒钟，其具体步骤如下：

做三次深呼吸，达到完全的放松，每次呼吸应持续5～7秒钟。

紧握你的右手，慢慢地从1数到5，然后很快地放松右手，注意体会放松的感觉。再重复一次，将注意力集中在手指、手掌、手腕和前臂的紧张和松弛上。

弯曲你的右臂，使右上臂紧张、放松，再紧张、放松，……。注意放松后的温暖感受。

紧握你的左手，放松，注意放松的感受，再重复一次。

弯曲你的左臂，使左上臂紧张、放松，再重复一次。现在，你的两臂都松弛地放在身体两侧，两臂都已经完全放松，你觉得两臂很温暖，不想动了。

做几次深呼吸，去感受双臂的松弛，享受放松后的乐趣。

尽量抬起前额，使额头肌紧张起来，持续5～7秒钟，感受紧张的滋味，然后很快放松，注意放松后的感觉，重复做一次，让身体的热流从手部流到脸部。

紧紧地闭住你的双眼，放松，去感受松弛的乐趣，再重做一次，你觉得很松弛，很温暖，也很沉重。

使你的下腭肌肉紧张起来，并作出个夸大性的笑容，放松，注意放松后的感受，再重复一次。

做几次深呼吸，注意你的手臂及头部肌肉都已放松，体会及享受松弛的愉快之感。

做几次深呼吸，吸气屏住几秒钟，然后慢慢地呼气。

试着让你的下巴抵住胸口，同时也以一股相反的力量阻止这个动作，然后放松。比较紧张和放松时的不同感受，重复一次。

试着让你的头后仰，尽量向后仰，同时也以一股相反的力量阻止这个动作，体会这种紧张的感觉，然后很快地放松，体会并享受松弛的感觉，重复一次，你的颈部肌肉放松多了。

将你的双肩尽量向后张，注意整个肩膀的紧张感觉，这种感觉也扩展到胸部。放松，比较紧张和放松的差异，重复一次。

向内缩紧你的双肩，尽可能地向内缩紧，放松。再做一次，比较紧松的差别。

向上耸起你的双肩，使它们接近耳朵，放松，再做一次。注意你的背部、肩部及颈部的肌肉都觉得很沉重，很温暖。

做深呼吸，慢慢享受放松后的舒适感。再做一次，注意你的全身开始有松弛感了。

缩紧上腹部的肌肉，保持这种紧张，放松，注意腹部的这种松弛感。再做一次。你会发现胸部及腹部的肌肉都已经松弛了。

使你的臀部肌肉紧张起来，放松，体会放松的感觉。再做一次。

绷紧你的大腿肌肉，然后很快地放松，重复一次。

将你的脚趾头尖用力向下压，注意脚背肌肉的紧张情况，恢复原状，再做一次，注意放松后的感觉。

将你的脚趾头背伸向脸部，体会这种紧张的感受，恢复原状，再做一次，注意放松后的感受。

将你的脚趾头摆成外八字状，注意小腿肌肉的紧张，然后放松，再做一次。

把你的双脚摆成内八字状，紧张，放松，注意你的双腿和双脚都已经放松了，你会觉得很轻松，很温暖，很平静。

让你的全身继续放松几分钟，去体会你所感受到的放松、温暖、沉重与平静，享受这种舒服的乐趣。当你决定起来继续工作时，你会感到全身非常轻松，头脑非常清醒。

（5）瑜伽简介

①什么是瑜伽

瑜伽在印度已经流传数千年，系印度悠久智慧的结晶。瑜伽的起源最早可以追溯到印度河文明时期，至少也可追溯到公元前三千年以前。五千多年以来，它一直是体现印度文化的一个重要组成部分，历经时代的多次变迁、逐渐丰富完善而充满活力。

瑜伽的出现与发展，一直和印度的生活方式及生命哲学保持着密切的联系，但它不是宗教，与任何宗教信义或伦理也一直保持着分离的状态，也从不要求任何信仰系统接受它。

“瑜伽”（Yoga）是梵文词，意思是自我（atam）和原始动因（the

Original Cause）的结合（the union）或一致（oneness）。从广义上讲，瑜伽是哲学；从狭义上讲，瑜伽是一项健身运动，它通过身体操作、身心调和以及心理意念的导引而达到身心的整合。更强调精神与肉体的结合，生命与大自然的协调统一，放松心情，身心健康从而达到一种最完美的境界。

②瑜伽的特色

一般说来，目前讲的瑜伽多指练功方法，是一种健康的、无宗教信仰的，人人可以练习的健身养生法，它用来增进人们的身体、心智及精神的健康，同时也是一门生活哲学。就瑜伽的特色，可以归纳为以下几个方面：

适用人群广泛；

强调身心和谐；

讲究呼吸韵律；

注重自我感受；

推崇绿色食品。

尤其是放松心情更显特色与优势。

③瑜伽的作用

健身减脂，塑体养颜；

舒缓神经，放松心情；

治疗疾病，益寿延年；

培养道德情操，和谐社会关系。

④健身、健心的道理

瑜伽的健身、健心道理，国外已有许多学者做过相关研究，美国心理学家Berger研究认为，进行瑜伽活动可使个体产生愉悦感和满足感，有助于身体健康。另外，美国另一位心理学家Owen在研究大学体育课程中，也发现瑜伽对降低焦虑与压力的效果最为显著，且在情绪增进上也有正面的效果。

瑜伽的健身道理主要表现在：注重身心合一，通过体位法、呼吸训练与意识，不仅可改善健康水平，而且对神经系统、内分泌、消化、心肺与免疫等诸多系统均具有积极功效，对于身体患有疾病的个体，这种静态、无冲撞性的属性更是适合。

但瑜伽最重要的功能尤其表现在它的健心方面。瑜伽练习具有稳定自主神经，减轻压力及消除精神紧张，从而达到心理安定、情绪增进的效果。主要通过下列机制对心理素质产生影响。放松心情具有强大的优势。

内分泌机能与放松心情：在长期静态愉悦情绪的作用下，皮质醇分泌量上升，而从事瑜伽时情绪处于安祥愉悦状态，故皮质醇分泌量上升，而皮质醇具有促进身体抗压力或焦虑反应的功能，以负反馈的作用方式缓冲压力刺激带来的生理、心理反应。据下丘脑－垂体－肾上腺系的作用，皮质醇分泌量上升可立即负反馈控制HPA axis的作用，促使肾上腺素分泌下降，进而使肾上腺素处于高度觉醒情境（如战斗或逃避反应）中大量分泌的激素分泌下降，可避免机体过度觉醒及过度情绪反应，间接地使心理情绪状态更加放松稳定。

肌肉机能与放松心情：瑜伽类似于渐进式肌肉放松训练，其目的是放松个体的肌肉、神经，为一种降低压力处理方式，它的操作过程如同自我暗示训练的方法，通过放松身体来达到心理状态的放松。渐进式肌肉放松训练的效果相当广泛，已被证实能降低焦虑、提升自我概念、减少失眠的痛苦等。在运动场上，Kukla研究认为，棒球运动员在进行渐进式肌肉放松训练后，可有效避免因压力太大而导致比赛失常，进而提高打击率。

呼吸机能与放松心情：Berger和Owen针对瑜伽呼吸法提出深呼吸有安定心情的效果，因为呼吸与支配情绪的自主神经有密切关系，呼吸平常由自主神经所支配。一旦心情或身体受到外界刺激时，就会影响呼吸节奏而产生紊乱现象，若心情激动或气愤不已时，呼吸变浅，短促而激烈，神经更加兴奋，若将呼吸平稳下来，心情也随之安定下来。深呼吸有稳定情绪的作用，进而消除紧张和压力。

社会关系功能与放松心情：瑜伽属静态无竞争性的活动，也是少数不受天气和空间大小影响，可在室内从事的活动之一。所有练习者可以一起享受肢体伸展的乐趣，进而增强彼此间的感情与关系。且瑜伽不受限于年龄、性别及体质健康状态，故可与家人一同练习，以增进亲情关系。通过身体活动，生活将变得更充实，且通过活动还可以结交许多新朋友，满足人际交往的需要。

⑤瑜伽在国内、外发展的总体状况

瑜伽这一起源于古印度、具有悠久历史的强体健心，促进身心健康的运动一直在世界各地广泛传播与发扬，且已经形成了众多的体系及流派。它有一套从生理到心理极其完备的修持方法，其中全世界最为流行的是哈达瑜伽与八支分法瑜伽，主要包括姿势、呼吸与冥想等练习。

瑜伽在国外发展状况：在国外，已有无数人把瑜伽身体锻炼与瑜伽冥想修炼方法作为日常生活的一个重要组成部分，各种瑜伽教室林立街角、社区内，甚至还设有瑜伽学院，均将瑜伽当作一门科学来研究，美国的《Self》杂志，整理了2000年七种最受人们欢迎的热门运动，瑜伽赫然是其中之一。

在美国，瑜伽不仅在社会各界广受人们喜欢，在一些学校众多课程中它也占据着一席之地。比如在亚特兰大，大都设有适合各种年龄段的瑜伽课，一些学校已将瑜伽列为必修课的行列。

在发源地印度，瑜伽的影响更是随处可见，走在街上，到处可以看到关于瑜伽的书籍与音像制品，不论是七老八十的老人还是七到八岁的孩童，不论是从事各种工作的健康人群，还是患有不同疾病的患者，也都在利用瑜伽来修炼身心，通过修炼让自己的视野更加开阔、心胸更加宽广，在身心得到平衡协调的同时，拥有更加快乐的生活。

瑜伽在印度的开展，不仅有着广泛普及的群众基础，而且也有很多学校开设了专门的瑜伽课。除此之外，印度还创办了专门的瑜伽学院，如：印度著名的PARMA瑜伽学院、瑞什克斯的瑜伽疗法学院等，都把它当作一门科学来研究，而所设立的各种瑜伽研究机构，还满足了众多来自亚洲、欧洲、美洲、澳洲及世界各地追随者对瑜伽认识及研究的需求。

瑜伽在日本各界已盛行多年，且产生极大的影响力。

瑜伽在中国的发展状况：瑜伽传入中国最早可追溯到南北朝时期，但真正让中国人认识瑜伽、了解瑜伽，还得归宿到80年代末90年代初时，中央电视台推出的《瑜伽－自我身心锻炼方法》电视系列片，至今我们对那个场面仍旧还记忆犹新：在蔚蓝宽广的大海边，一个身着连体花色宽松服装的女子，她的头上、颈上、手腕与脚踝上都带着花环，表情自然放松，她的声音、动作均柔和、缓慢、自然而优美。

可以说，从这一系列节目的播出，真正的为瑜伽跨入中国打开了大门。在随后的几年里，瑜伽也陆续在北京、上海及广州等大城市的健身房，星级酒店或社区等开展，得到了广大健身爱好者的喜爱。近年来，一些大中城市也相继成立了一批较有名气的瑜伽健身俱乐部。同时，一些高校也开设了瑜伽选修课（如清华大学、中国人民大学等），学生的学习积极性极高，开课效果也极好。

就理论研究来讲，近年来，国内介绍与翻译瑜伽的各种书刊、杂志也越来越多，如中国青年出版社出版的《瑜伽练习－从初学到精进》、中国轻工业出版社出版的《纯粹瑜伽－印度瑜伽习练手册》、语丝出版社出版的《瑜伽入门》等十多本。

应该说，瑜伽节目的播出、校外健身瑜伽的普及、包括介绍瑜伽的各种书刊、杂志等前期研究成果，在认识瑜伽、了解瑜伽、推广瑜伽等方面做出积极的贡献，也使越来越多的瑜伽爱好者体验到了瑜伽带来的喜悦与激情，这一点是必须要肯定的。但是客观地说，这些研究成果还局限在瑜伽这个新兴运动项目的介绍及引进这个层面上，研究内容也主要集中在瑜伽背景知识的介绍、瑜伽习练方法与注意事项等，就连瑜伽的特点、功能及其健身道理等相关问题也还没有很好的总结与探究，应该说，研究缺乏一定的广度与深度，少数地区存在一定的不规范的情况，人们应注意识别。

（6）音乐放松心情的方法

①音乐放松心情的道理

在我国音乐维护人们身心健康的神奇功效可追溯到春秋战国时期，2000 多年前《黄帝内经》已有记载：宫音悠扬谐和，助脾健运；商音铿锵劲，使人安宁；角音条畅平和，助人入眠；徵音抑扬咏，抖擞精神，羽音柔和透彻，启迪心灵。《史记．乐书》中记载："音乐者，所以动荡血脉、流通精神而和正心也"；晋代阮籍在《乐论》中曰："天下无乐，而欲阴阳调和、灾害不生，亦已难矣。乐者，使人精神平和，衰气不入。"；明代著名医学家张景岳，在《类经附翼》中谓"十二律为神物，可以通天地而和神明”。另外，历史文献中，还记载了宋代文学家欧阳修运用音乐（通过学琴）治好了忧郁症；元代刘郁的《西使记》中记述了一位叫哈利发的阿拉伯国家元首，用欣赏我国的琵琶音乐治好病疾头痛等事件。优美的旋律能陶冶情操，净化灵魂，摆脱困扰、振奋精神。在生理上，由于每首乐曲节律、速度、音调不同，可产生兴奋、激昂或镇静、降压作用，美妙的音乐还能使人体分泌有益健康的激素脑啡呔，使人产生一种心旷神怡、轻松愉快的感觉，此时痛觉减轻，注意力、记忆力提高，想象力、创造力丰富。对儿童，音乐有效提高学习成绩，提高对三维数学空间的想象力与自我控制力。这些音乐对人身心影响的研究发现，为我们在实践中探索通过音乐减压来维护人们的身心健康提供了理论依据。

积极的休息有利于大脑消除疲劳，可以提高工作效率。例如，爱因斯坦坐在转椅上工作，一面是书桌，另一面是钢琴，工作疲劳后就转过身去弹钢琴，且他有相当水平的钢琴演奏技巧。

听音乐又是陶冶性情的极好途径。一支《蓝色的多瑙河》会令人陶醉；一曲《春江花月夜》可以使人心旷神怡；《英雄》交响曲让聆听者感受到“力拔山兮气盖世”的非凡气概；《田园》交响曲的旋律又会使人如入梦幻之境。要提高自己的欣赏水平，就要有意识地培养自己的高尚情趣，而这将使人的精神面貌焕然一新，从而进入一个新的思想境界。

②音乐放松心情与音乐欣赏的区别

目前有人认为，边听音乐边吃饭，边听音乐边看书、边听音乐边散步等等皆可以叫做音乐放松心情，也有的人认为自己安静的欣赏音乐、去听音乐会、上音乐欣赏课等即是音乐放松心情的过程，其实不然。若音乐被当成了一种存在的背景或被欣赏的对象，此时的音乐活动并未和听者内心情感结合在一起，由于听者是在处于清醒理智的状态下接受音乐，所以很大一部分的音乐对生理与精神深层次的作用被人的意识所过滤掉了。这与音乐放松心情活动中，音乐对人产生的影响有着本质的区别，心理音乐放松心情系人处于意识与潜意识之间边缘状态下的一种身心深度放松的心理减压方法。其目的是通过音乐治疗理论中的接受音乐式音乐治疗音乐想象技术，使人产生心理上的“高峰体验”，感受自我生命的美感与意义，丰富内心世界的想象力与创造力。在音乐减压的过程中，音乐可以引发我们丰富的视觉想象、色彩感觉、形象感觉、运动感觉、触觉和味觉等感受。让听者在音乐联想中尽情的体验大自然与生命的和谐、美妙，在心灵上得到一段时间的洗礼之后，可能会改变听者日常的心理状态，让听者处于一种良好和积极的生活状态之中，并最终影响听者对事物以及面临的问题的态度，帮助听者更多的从积极的角度去认识与对待自己的生活及面对的消极问题。

③音乐放松心情的方法

首先，选择一个相对安静的环境，用躺姿或坐姿均可，只要感觉到身体舒适即可。然后，掌握一种可以尽快使自己全身放松的方法（其中如果掌握了瑜伽放松法或禅功放松法等皆可）。这里介绍一种张勇介绍的身体放松法：开始可能不知道怎么放松，可以运用紧张与放松进行比较，交替进行。按照双手－两臂－双肩－头部－颈部－前胸－小腹－后背－腿脚的顺序，逐步放松。每一部位的放松都要按照紧张再松弛的方法进行。同时要进行一些语言暗示。比如放松双手，你要先握紧拳头，让你的手部肌肉紧张，保持几秒后慢慢松开，体会放松的感觉，并进行语言暗示，“我的双手放松了”。这样，每一个部位放松后，再做一下全身整体的放松就可以了。练习一段时间之后，你会发现，不必先紧张就能够进行放松了，甚至只要稍做暗示，你就能进入全身放松的状态了。再者，就是进入放松想象。事先，请先做下想象练习，比如，闭目，在放松的前提，集中精力想象下一你亲自种的一个花种，从发芽到长出枝叶，再到开花的过程等。等你毫不费劲的就能想象一些具体的事件和风景时，就可以进入到音乐减压的实质性阶段了。

以音乐放松心情前，请选择好自己喜欢的音乐，把音乐播放器放在自己随手就可以摸到开关的地方，这时，开始播放音乐（节选的音乐以自己喜欢的音乐为主），闭上眼睛，当自己全身放松后，根据音乐的描述的意境想象自己躺在金色的沙滩上，和煦的阳光照在你身上，不远处就是辽阔的大海，你的心情舒畅极了。还可以想象自己坐在湖边的大树下，湖水清澈，你也可以想象看见小鱼在水中游动，树上有小鸟在唱歌，一阵清凉的风吹过，你感觉到特别宁静和安详等等。这时，美好的大自然风光与你的心灵审美情趣完美的结合到了一起，你尽情的体会着人与自然的和谐之美，你会觉得心情无比的舒畅和快乐，经常保持这种状态，就会让你在平常的生活中拥有一种积极的人生态度。当音乐结束时，不要急于把眼睁开，先想象下自己所处的环境，自己躺的（或坐的）地方，慢慢的回到现实中来，然后，再慢慢睁开眼睛，活动下手脚，结束音乐减压活动。

自20世纪50年代以来，音乐疗法在国内外已被公认为一种心理治疗，并运用于临床实践，取得了一定效果。当然重要的是要因人而异，对症下“乐”。

国内医学心理学家推荐的音乐处方：

情绪低落：可用“步步高”、“采茶扑蝶”、“金蛇狂舞”、“喜洋洋”。

食欲不振：可用“花好月圆”、“欢乐舞曲”、“娱乐升平”。

过度疲劳：可用“假日的海滩”、“锦上花”、“矫健的步”、“欢乐的天山”。

夜间失眠：可用“平湖秋月”、“二泉映月”、“烛影摇红”、“春思”。

高血压、冠心病：可用“平沙落雁”、“春江花月夜”、“姑苏行”。

烦躁不安，心悸：可用“雨打芭蕉”、“江南好”、“楼台会”等节奏徐缓、情调悠然的乐曲，以达到轻松舒心的效果。

唱歌能抒发内在情感，净化人的心灵，强化并改善了心脏与肺部呼吸系统的功能，兴奋并调节大脑神经，人的整体机能活力增强，同时唱歌可像用左手握笔练书法，左掌转健康球一样，使大脑右半球得到充分的锻炼，有利于预防脑溢血疾病。

④音乐在胎教中的积极优生意义

早在40年前，美国心理学家桑塔格（Sonntag）等人就用试验研究证明，妊娠2个半月内的胎儿能对不同的音调作出不同的反应。迈阿密大学前儿科、语言学、人类学教授亨利·特拉比（Henry Terlaby）认为，6个月的胎儿可对音乐作出反应，甚至可以区分不同的乐器声音。

英国心理学家欧德斯（Odets）研究发现，根据胎儿对音乐的不同反应，可以预测婴儿未来的性格。他在孕妇腹部放置扬声器向胎儿播放音乐的同时，监听其心跳的变化。发现同一胎儿对不同乐曲可以产生不同类型的心跳变化，而同一首乐曲对不同的胎儿，也可以唤起不同的心跳反应。有一对双胞胎，对同一首乐曲的反应不一，一个心跳加快，另一个心跳减慢。欧德斯预测这对双胞胎的性格一个是外向型，一个是内向型。2年后孩子的母亲证实了他的这个预言是正确的。同样的预测在其他母亲中也得到了准确的证实。

据澳大利亚一家医院的追踪实验，35名怀孕期间每天欣赏轻音乐的妇女，他们的子女有7人成了音乐家，2人成了舞蹈演员，其余的孩子也有良好的音乐感。受过音乐胎教的孩子，明显地比没有受过这项教育的孩子成绩好，且聪明可爱。

加拿大安大略省的汉密尔顿交响乐团指挥鲍里斯·勃劳特（Borris Browter）讲过这样一件有趣的事：我是一个青年人，我为我能熟练地演奏一支从未见过的乐曲的反常举动所迷惑。当我第一次指挥这支乐曲时，大提琴曲调突然清晰地出现在我脑海里，甚至不翻乐谱我也知道下面的乐谱内容。一天，我跟是职业大提琴家的妈妈提起这件事，我想这一定会引起她的兴趣。但当她知道我所演奏的乐曲时，却一点也不感到惊奇。原来，所有的曲谱均是妈妈在怀我时经常演奏的，有趣的是从那以后她从未再演奏过。

勃劳特的故事是否属实，我们无法印证。但有一点是大家均承认的，世界上许多著名音乐家出生于音乐世家，他们大多从 7 岁，甚至 3、4 岁即表现出非凡的音乐才能。例如，莫扎特，2 岁能弹钢琴，4 岁开始作曲。除了具有优秀的遗传基因和良好的家庭教育之外，是否与他们在出生前就不断地受到音乐熏陶也有关？如果这一点得到证实，便可对过去人们无法理解的音乐天才，做出唯物主义解释。

英国著名小提琴家耶胡迪·梅纽因（Yehudi Menuhin）认为，母亲对未出生的孩子唱歌比给他放音乐唱片或录音带效果更好，因为后者与母亲声音的自然振动相比，显得过于复杂了。

母亲歌声对胎儿的影响已得到实验与临床的证实。英国胎儿心理学会会长米歇尔·克莱门（Michelle Klemon）研究发现，把母亲怀孕时的歌声录音，在婴儿出生后给他重放，婴儿显得十分兴奋。一个叫海伦的妇女，在怀孕期间经常独自一人坐在壁炉前，轻声温柔地给未出生的小宝宝唱摇篮曲。儿子出生后，不论哭得多么厉害，一听这支曲子就会立刻平静下来。

各国学者在音乐胎教方面做了许多研究及尝试，有的用乐曲，有的用歌声；有的供孕妇欣赏，有的给胎儿倾听。供孕妇者以典雅宁静为好，给胎儿者以轻松活泼为佳。

近年来我国在胎教研究应用方面已经开始起步。有一种电子胎教仪，以胎儿能接受的频率，通过特别的传声系统向 4 个月以上的胎儿播放胎教音乐与会话的磁带录音，并且有收录音和定时、计时、母子对话等多种功能。在开发智力方面前景广阔。

总之，胎儿时期常听使人心情舒畅的音乐，对胎儿出生之后的身心发育有积极意义。

⑤音乐放松心情的注意事项

音乐放松心情作为一种使人身心放松的保健方法，适用于亚健康人群与成年人身心保健之用。音乐放松心情所用的音乐多是描述高山、草原、大海、溪流、森林、田野等大自然风光的音乐，这些音乐极易引起人们轻松、美好的感觉。应避免接触那些流露性发泄的西方流行音乐与歌曲，这种高分贝的噪音对身心健康极为不利。不同人群在应用此方法进行心理减压时，应根据自己实际情况，选择适合自己的身体放松方式及采用自己喜欢的音乐。特别提醒注意的是，患有严重的抑郁症、焦虑症、恐怖症等心理疾病患者，不能正常有效的控制自己的情绪反应，故不适合采用此方法，来进行自我心理放松心情。

9. 积极心态

人本来就是生活在压力之中的，没有压力，人们甚至无法生存。比如到了高空，气压太低，对生活不利。人是怎样出生的呢？是在高压下从妈妈肚子里边来到这个世界的。

目前人们普遍感到压力越来越大，原因何在？笔者认为：一是变化较快。尤其是近30年来，中国社会发生了翻天覆地的变化。社会急剧变化，技术蓬勃发展、生活急速前进、信息流汹涌澎湃，对人的高级神经活动提出的要求日益增多，人们必然要加快适应的步伐，如适应不良自然会产生压力；二是竞争激烈。我国正在实现由计划经济向市场经济的转化，市场经济的主要特点是竞争，残酷的优胜劣汰自然会给人们带来压力；三是选择增多。政治越来越民主，社会越来越宽松，自然给了人们更多选择的自由，选择多则冲突多，冲突多则烦恼多，压力大；四是欲望增高。目前人们低层次的需求满足了，自然会产生更高层次的需求，温饱问题解决了，精神需求便越来越多，欲望本身就是一种无形的压力。

压力未必尽是坏事，压力多是社会进步的另一种表现。

压力促进变化，变化带来压力。要学会应对压力，轻松驾驭工作与生活。

压力它能危害你的身心健康，同时也能让你警觉，调动你的能量。人有强烈情绪的时候会爆发出一种力量，甚至平时所没有的力量，也就是说压力能够促进人努力。

失败可以是一块踏脚石，也可以是一块绊脚石，这决定于你的心态是积极的还是消极的。

所有的成就在开始时均不过只是一个想法罢了！

人的心理能够设想与相信什么，人就能用积极的心态去达到什么。

成功决定于你的心态。

积极心态可以使人攀登到顶峰，并且都留在那里，而消极心态则可使人在他们整个人生中都处在底层。当另一些人已经达到顶峰的时候。正是消极的心态把他们从顶峰拖下来的。

你要认识你有无限的心理能量，你要探索、开发你自己的无限的心理能量。

你只有保持积极的心态，才能开发无限的心理能量，从而创造条件，利用条件，取得成功，故你在任何时候均要保持积极心态。若一旦出现消极情绪，就要立即调整心态。

有了积极心态，并且有了明确目标，就要立即行动。行动是建功立业的秘诀。没有行动，就没有一切，只有坚定不懈的行动，才能一步步走向目标，取得成功。

好多事情往往在顺利的情况下做不成，而在受挫折后，却能做的更完美。压力能使人产生奇异的力量，思想上的压力，甚至肉体上的痛苦，均可能成为精神上的兴奋剂。然而让挫折成为成功之母的前提，是从中获得更大的力量。郭沫若先生曰："艰难的环境一般是会使人消沉下去的。但是，凡具有坚强意志、积极进取精神的人，困难被克服后，就会有出色的成就。这就是所谓'艰难困苦，玉汝比成'。玉汝比成这个词是说玉经过琢磨而成器。"

压力并不一定全是负面的，只要我们正确对待，完全可以变压力为动力。

10. 合理用药

除自身寻找方法放松心情之外，可酌情到正规医院找专科医生合理用药来放松心情，但必须在正规医院专科医生的指导下合理用药。

如肝郁血虚，脾失健运所导致的两胁作痛，烦躁易怒，寒热往来，头痛目眩，口燥咽干，神疲食少，月经不调，乳房作胀等，可用逍遥丸。

可用专利药枕疗法：根据异病同治的原则，不同的疾病，只要病机（造成疾病的原因）相同，就可采用相同的方法，对于肝郁肾虚所致的心情过度紧张，失眠等可采用下面的专利药枕。

庞保珍发明专利药枕（专利号：ZL 2009 1 0080100.9），有较好的缓解压力，放松心情的保健作用。适用于肝郁肾虚所致的不孕症等各种病证。

本发明公开了属于中医药学领域的中药治疗及保健制品，涉及用于妇科和男科的常见难治疾病治疗的一种治疗不孕症的中药药枕。在药枕芯中，将各味中药按重量配比而成，包括中药柴胡、香附、川楝子、薄荷、郁金、牡丹皮、当归、白芍、熟地、山药等十多味中药配置而成为治疗不孕症的中药药枕。本发明是以滋阴养血，解郁毓麟，对肝郁肾（阴）虚所致的不孕症，有较好的缓解压力，放松心情的保健作用；本发明既可节省药材，又可避免难以服药之苦。药枕给患者创造了优越的治疗环境，既经济又无痛苦，只要卧床休息就可进行治疗。

第六章　运动与心情

1. 适量运动是放松心情的好方法

适度而有趣的运动可使人的身心处于舒畅、和谐、愉悦之中，从而转移快节奏的生活所带来的压力源。在运动后，由于肌肉收缩结束或激素分泌，还可使人处于更放松的状态。

40 余项重要的流行病学研究（包括从非洲的土族到美国的白领，从芬兰伐木工人到澳大利亚的牧羊人）表明，体育运动有如下功能：

改善心理素质；

提高心脏功能；

减缓增龄性血压上升；

延缓动脉粥样硬化过程；

防止骨质疏松及骨质增生；

预防与减轻糖尿病；

改善脂肪代谢，减轻肥胖；

激发与提高免疫力。

2. 放松心情的运动包括体力运动与脑力运动

科学的体力运动利于健康长寿，科学的体力运动当然重要，但科学的脑力劳动同样重要，懒于用脑与过度用脑均是折寿的。科学地适度用脑则长寿。研究表明：大脑中越是积极运动的部分，大脑皮质细胞就越丰富，反之就萎缩。适当加强脑的运动（多动脑筋）并增加脑营养，可防止脑的老化和萎缩。当然我们提倡科学用脑，看、听、写、读、想等交替使用，这样不仅不易疲劳，且可提高记忆效率；劳逸结合，减少各种对脑的不良刺激；习惯用右手的人有意识的多用左手左脚，也有利于提高脑的功能。

3. 适量的“运动”与“静养”皆有利于放松心情

科学研究表明，野兔奔跑于野外，可活 15 年；家兔圈养于笼中，仅活 5 年。美国著名专家库泊对 6. 5 万人长期观察发现，经常运动者比静坐者死亡率降低 65% 。

森林狼医生。在美国佛罗里达州的一片森林中住着狼与鹿。人们为了保护可爱的鹿，使其繁衍生息，不惜重金，好心请来猎人彻底消灭了狼。本想从此鹿可以无忧无虑，安享天年，结果适得其反，鹿群因没有了天敌，不再奔跑。一代代下来，小鹿越来越胖，成年鹿纷纷提前死于脂肪肝、胆囊炎、高血压和脑溢血等疾病。眼看鹿群越来越少，前景岌岌可危，如何挽救鹿?

回顾过去，人们蓦然发现，还是把狼请回来吧！于是买了狼放回森林。从此，饿狼扑食，狼追鹿跑，物竞天择，狼与鹿均在奔跳中锻炼了自身，完善了进化。狼以独特的方式治好了鹿的肥胖病，世界真奇妙！

以上足以说明“生命在于运动”的论断无疑是正确的，但不适当的过量运动对人体不利。

国外一家保险公司在调查5000名已故运动员的生前健康后发现，其中有些人40~50岁左右就患了心脏病，许多人寿命反而比普通人短。这是什么原因呢？研究发现，运动量过大，不适当的运动，特别是剧烈运动，会破坏人体内外运动的平衡，加速人体某些器官的“磨损”和一些生理功能的失调，最终缩短人的生命进程，导致早衰和早逝。

人们观察发现，乌龟是公认的长寿动物，除了其身体构造的生理功能外，还与其长期少动嗜静有关，获“千年龟”之美称。鹤、松、柏为什么能长寿，也与它们“静息”不动、风吹枝不摇有关。世间男性好动，女性偏静，女性代谢较男性低，寿命也较长。历史圣贤和养生学家无不提倡清静养神，这就是与过激运动相反，外在运动几乎停止时的“静养”。道家的入静，佛家的入定，儒家的静坐，无不在“静”字上下功夫。

道家创始人老子，恬淡寡欲，清静为上，修炼“三丹”（气功，上丹田、下丹田、中丹田），享年160余岁。唐朝武则天的母亲“虔诚信佛”，每天盘膝静坐，活至92岁高龄。武则天是我国历史上惟一的女皇帝，通晓文史、武功精深、能骑善射，才华出众，她一生不论国事如何繁忙，每天总要抽出时间在后宫“静坐养心”。到了80岁，还天天“盘膝静坐”，即使日理万机，仍精力充沛，应付自如，享年82岁，是历史上罕见的长寿帝王之一。台湾陈立夫先生患糖尿病30年，愉快地活到100岁，总结出养生八字诀“养身在动，养心在静”。说“生命在于运动”，同时说“生命也在于静养”，不是没有道理。

现代医学研究证实：人体全身血液循环的速度与肌肉及大脑神经紧

张程度成反比，肌肉及神经越紧张，血管收缩越利害，血液流量减少，造成局部缺血缺氧。当肌肉及大脑神经紧张，发生意外不在少数。现代文明病中的60%都可以从生活节奏过快，心情过度紧张中去寻根溯源。研究表明：当肌肉及大脑神经由紧张变为放松时，其血液流量可提高15~16倍。练入静气功能促进全身血液循环，为全身各组织器官输送大量的氧气和营养物质，由此可见，“静养”对于促进身心健康，延年益寿是由帮助的。

目前，许多国家兴起了一种独特的“三分钟超觉静坐健脑术”，在大中学生中十分流行。这种“健脑术”要求闭目凝神静坐，进入超觉入定或忘我状态。之后耳聪目明，头脑清晰，记忆增强，心平气和，放松心情，精神焕发！

因此，适量的“运动”和“静养”均有利于放松心情、健康长寿。

4. 有氧代谢运动是放松心情的最佳运动方式

无氧代谢运动：如短程赛跑等，在运动时，四肢肌肉不能持续得到供氧，于是应急动用脏器的血液，使脑、心、肝等脏器处于缺氧状态。长期这样超负荷运动，对身体危害极大。长期观察5000名运动员，其中不少人四五十岁患心脏病，早衰早逝，寿命比普通人短得多。

有氧代谢运动：美国知名专家库泊博士首创有氧代谢运动新概念，其特点是：运动强度低，有节奏，不间断。这种耐久运动才是健身的最佳选择。其道理是：

有氧代谢运动增加心排血量3~4倍以上，改善心脏营养代谢，保持血管弹性，有助于降脂、降压、减少心脏病与中风的发生。

增加肺活量，吸入比平时多10倍的氧气，有益于气体交换与组织代谢，促进铅、铝、苯、酚等致癌、致毒、致畸、致病因子及废物的排泄。

增进神经及大脑皮层功能，使体内抗衰物质 SOD 等增加，免疫功能增强，提高身体素质体能，有利于预防疾病，延缓衰老。

增强骨骼肌肉系统功能，提高骨密度，有效防止钙丢失和骨质疏松，消耗多余脂肪与糖，有益于控制血糖及减肥。

有氧代谢运动：慢跑、快步走、走跑交替、跳舞、游泳、登楼、跳绳、骑车、乒乓球等皆属于有氧代谢运动。

5. 放松心情的运动种类

科学的运动方法才有益于健康。运动应因人而异，突出个性特点，结合治病、防病、健脑、抗衰、减肥、健美，选择最佳运动。建议疾病患者、中老年人最好选择适合的有氧代谢运动或静养。

可选择腹式深呼吸、四肢健身体操、跳交际舞、快步走、慢跑等有氧代谢运动方式进行锻炼。

6. 放松心情的运动时间

每天选择什么时间锻炼最好？国外许多学者研究揭示，一昼夜间人体机能状态是变化的：每天 8 ~ 12 时、14 ~ 17 时是速度、力量和耐力处于相对最佳状态的时段，若在此时间里进行健身锻炼与运动将会受到更好的效果。而 0 ~ 5 时、12 ~ 14 时则处于相对最低状态，如果在此时间里从事体育运动，易出现疲劳，且“负荷量”过大，易发生运动性损伤。因此，晨练不宜过早，过早危害很大，且易诱发其他疾病。

每次运动时间最好定为30～60分钟。

7. 放松心情的运动强度

简便的方法是记录运动中的脉搏数来表示运动量。一个运动员中等强度运动时脉博频率为120～140次/分，激烈运动时可增至180～200次/分，表示运动量合适。一般老年人运动初期心率为100～120次/分为宜，经过一个月锻炼，逐渐运动心率增加到130～140次/分为最好，此时心脏每次搏出血量接近最佳状态，健身效果明显。小于100～120次/分，健身价值不大。笔者主张：快步走，微汗出。

8. 放松心情的运动频率

锻炼身体应遵循一个原则：运动量应从小到大，循序渐进，逐渐增加，坚持不懈，“夏练三伏，冬练三九”，不管天热天冷均要坚持锻炼，逐渐培养出一副既耐热又耐寒的健康体魄。

坚持锻炼，每天1～2次，至少每周4～5次。

9. 放松心情运动的注意事项

因人而异，合理安排；

循序渐进，持之以恒，坚持有氧锻炼；

运动应适量；运动前做些准备活动；

运动前勿吃饱；

运动时不要急“刹车”，运动后应继续做放松运动；

运动后不要大量喝水；

运动后不要马上吃冷饮；

运动后不要立即洗澡；

运动后不要立即吃饭。

10. 八十岁开始运动放松心情不嫌迟

西方健康研究专家倡导“八十岁运动不嫌迟”，即使到了80多才开始运动，同样能增强免疫系统功能，减少发病率，早运动，早放松心情，早收益，晚运动晚受益。

11. 晨练不如暮练放松心情好

暮练锻炼时间应选择在下午3～4时，对健康、放松心情最有益。暮练胜过晨练！

12. 最好的放松心情运动是步行

健身、放松心情运动的方法繁多，如跑步、做操、跳舞、练拳、登山、练气功等，究竟何为最好的运动？

20世纪80年代，慢跑曾作为一种重要的运动方式流行西方，但后来人们发现慢跑容易发生意外，特别是患有心血管疾病者，慢跑可诱发心肌梗死或猝死。依据美国一份调查报告，大约11万个小时就有1次猝死发生。而更常见的则是：由于慢跑脚部要承受自身体重的3~4倍重量，而步行是全脚着地，脚部只能承重1~1.5倍的重量，十分安全。故有运动生理专家认为："人们无法把慢跑作为一种规律的终生运动方式，因为人体不是为慢跑而设计的"。

1992年，世界卫生组织明确提出：最好的运动是步行。

2000年，世界卫生组织总干事布伦特兰又一次强调：步行是最简便，最有效的体育运动。可以预防高血压、糖尿病与其他心血管疾病。

据2000年12月《新英格兰医学杂志》报告，英国及美国对8.4万人进行的前瞻性研究认为，步行运动使高血压发病率减少83%。步行加其他健康方式使冠心病，脑卒中减少50%。

而"檀香山心脏计划"研究了步行预防心肌梗死的作用。共有2678名81~93岁的老人接受了调查，结论是：每天步行2.5公里以上的人比少于2.5公里的人心脏梗死少一半。

其实，早在20个世纪20年代，美国心脏学会奠基人，著名心脏病学家、几任美国总统首席医生怀特博士已第一个提出：从进化论和医学生理学角度看，步行是世界上最好的运动，对健康有特殊益处。他创造性地把步行锻炼作为心脏病人及心肌梗死后康复治疗的方式，取得较好的效果。

他建议健康成人每日步行锻炼，并作为一种规律性的终生运动方式，其权威性的科学论著，作为教科书影响了整整几代人。

步行可降血压；

步行可防中风；

步行最方便；

步行是减肥的好手段；

……

步行的好处多得不得了。

一般采用室外散步放松心情。步行速度应从慢速逐渐到中速或中快速度。慢速每分钟100步以下，运动后脉搏跳动次数略有增加。中速每分钟100～110步，脉博100～110次/分。中快速每分钟120步以上，脉搏120次/分。散步时间一般为50～60分钟。想提高脂肪代谢以减轻体重者应采用中快速步行，其速度一般要在每分钟125步以上才有效果。慢速度步行也可作为中速度步行后的缓冲运动，使强烈运动后的机体恢复正常。最简单，最容易掌握的放松心情的方法是达到微汗出。

13. 适度流汗的运动放松心情好

现代医学研究表明，流汗能调节体温，排除体内聚积的代谢产物——氧自由基。一个健康人适当地发点汗，对于改善血液循环，提高神经的活动能力和促进整个肌体机能，均是十分有益的。近年甚至有人提出，现代人某些疾病（如心脑血管病、肿瘤、糖尿病等）多发，与平时流汗过少不无关系。可以说，身心健康需要适度流汗，适度流汗有益身心健康。

14. 笑是放松心情的健康运动

西方有句格言说：“喜悦者常健康”。我国则有“笑一笑，十年少。愁一愁，白了头”的谚语。笑是一项健身运动。

一次微笑会牵动全身17条肌肉；一次捧腹的哈哈大笑，其健身作用胜过15分钟的体操。笑是最简单，最自然最有益的全身运动，笑可以使人精神舒畅、躯体健康和延缓衰老。笑有利于消化、循环与新陈代谢，欢笑时血液流向神经末梢，增加胃肠消化液分泌，加强消化道的运动。笑，尤其是张口大笑，使人的心肺、脊背及身躯均得到快速锻炼，胳膊和腿部的肌肉都受到良性的刺激。大笑之后，血压、心率和肌肉张力都会降低，从而全身得到放松，对心身健康大有裨益。

笑，还可以疗疾，据说美国、印度有的医院组织相关的病人集中在一起，由医生“教笑”，一次又一次地带领病人大笑，效果较好。尤其对神经性病人、抑郁症病人恢复健康疗效更为明显。笑，就是因为生活中有可笑的东西，如果你在一天中没有笑，说明你这一天心情不愉快。心里面舒畅才会笑，心情愉快才能获得真正的健康。

进行笑的运动可以从机械性动作开始，即自己对着镜子，或面向旷野，适当地笑，一天早、中、晚各一次，坚持几个月必有好处。在此基础上，有意识进行由衷地笑的阶段，即多交开朗好笑的朋友，多与别人说说笑笑。如此下去，逐步形成习惯，你会发现心中原有的苦闷不翼而飞，心身健康的程度大大增强。

在笑的运动中必须注意真心实意，一心一意地笑，把一切烦恼均抛弃，不要嘻皮笑脸，皮笑肉不笑，更应注意适当地笑，绝不可太过，过之则有害。

笑有大笑，有微笑。大笑有声音，微笑没有声音，大笑别人听见，微笑别人看见，所以说好的心情表现在脸上。微笑还有其不可替代的妙用，身心健康的妙法之一就是面带微笑。

面带微笑有三大特殊功能：

第一：笑是最好的放松。人在微笑时，下颌处于下移状态，该部位的下移是人体放松的关键，与此相反，咬紧牙关，意味着紧张，紧张有碍健康，能使人从紧张状态中放松的方法，莫过于一笑。

第二：笑是进入无念状态的要领。人在笑时，大脑处于一片空白。

第三：笑是提肛缩肾的密法。人在笑时，有明显的提肛缩肾之感，仿佛全身有一股向上腹部的作用力，可促进血液循环，防止静脉瘀血，增强肛门的抵抗力，对脱肛、痔疮、肛裂、便秘、妇科病、泌尿系统病均有明显的治疗作用。

15. 和谐适度的性生活是放松心情的健康运动

性生活不仅是人的本能，它是一种全身心的高强度运动，而且对健康有着多方面的其他任何锻炼均不可取代的妙用，故放在运动篇。

夫妻过性生活其实是一种特效的健身方式。可在欢乐中使上下肢、腰臀部肌肉获得大幅度锻炼。对男性来讲，由于睾丸酮分泌增多，使肌肉发达有力；对女性来讲则可使卵巢功能增强，推迟更年期的到来。此乃健体效应。其他妙用将专篇述之。

第七章　环境与心情

1. 环境与心情概述

环境与心情，中心是人类，环境即指围绕人们的客观事物的总和。

养生环境系指空气、阳光、水源、土壤、植被、住宅、社会人文等因素综合起来，所形成的有利于人类生活、工作、学习的外部条件。

环境的分类。环境的分类方法极多，按环境的形成划分为自然环境与人工环境；按环境的性质划分为物理环境、化学环境、生物环境、社会环境。

本文以自然环境，居住环境与室内环境（后两者属人工环境）为主，将各种环境影响因素揉合其间。

2. 自然环境与心情

中国人民历来十分强调人与自然的和谐关系，认为万物与孕育着的生命，均具有适合其存在的最佳环境与条件；作为万物之灵的人类，则有创造有益于放松心情，延年益寿，养生保健的理想环境的能力。中国古老的风水术，剔除其中的封建迷信糟粕，就是探讨如何寻找并提供这种环境的理论及艺术。风水，又称堪舆，“风”与“堪”指“天道”——是人周围的天文条件；“水”与“舆”指“地道”——是人周围的地理环境。风水，实际上是中国人的天地观或自然观，它强调的是人与自然的和谐相处，而不是一味去“改造”破坏环境。在一定意义上，风水术是集地质地理学、生态学、伦理学、建筑学、美学等于一体的综合性的、系统性很强的古代建筑规划设计理论。

(1) 人类放松心情的适宜自然环境

祖国医学认为，自然环境的优劣，直接影响人的寿命的长短。《素问·五常政大论》明确指出“一州之气、生化寿夭不同……高者其气寿，下者其气夭……”。意为居住在空气清新，气候寒冷的高山地区的人多长寿；居住在空气污浊、气候炎热的低洼地区的人常短命。唐代著名医家孙思邈《千金翼方》中也阐明：“山林深远，固是佳境，……背山临水，气候高爽，土地良沃，泉水清美，……地势好，亦居者安”。自古僧侣皇族的庙宇行宫，多建筑在高山、海岛、多林木的风景优美地区，说明我国人民对于理想的养生环境的选择，是有极其独到认识的。

综合古今研究情况，人类适宜的放松心情的自然环境大致应具备以下几点，即洁净而充足的水源，新鲜的空气，充沛的阳光，良好的植被以及幽静秀丽的景观等。

(2) 不良、不利于放松心情的自然环境因素

不良的地理条件。地壳化学元素分布异常，由于地理环境中某些微量元素的缺乏或过剩可以引起地方病；有害的放射性物质。

科学的进步使人类进入工业社会，但过度城市也使生态环境遭到破坏，耕地面积锐减，森林被称为“地球之肺”，“地球之肺”在逐渐萎缩，森林覆盖渐小，水土流失，草原退化严重，气候恶化，使包括地理条件在内的整个环境质量下降。

大气污染；

水源污染。

（3）环境污染与心绞痛

近年来，美国人发现，城市污染的加重可诱发心绞痛。有人称之为城市心绞痛，其发生与城市一氧化碳日益加重，心情紧张有关，最常见的污染源为汽车尾气。

（4）预防保健措施

生活环境的选择。尽量避开不利于人体身心健康的矿藏、水源、避开高压线、强磁场及有超声波、放射线的地方营建生活区。

地方病的防治原则。减少某种有害微量元素的摄入量；因缺乏某种微量元素而致的地方病，可采用适当方式补充。

社会防护，综合治理。

3. 居住环境与心情

（1）住宅环境

综合古今有关环境科学的论述，理想的住宅环境应从下面几个方面考虑：

①住宅选址

一般来讲，要选择依山傍水的地势建筑住宅。

城市住宅虽无自然山水可依托，但可通过植物绿化，建造喷泉、街心花园、保证楼群间适当空旷地带以及假山、影背，形成美丽的人工景观，使人心旷神怡，心情舒畅。北京紫禁城就在都市里人为的形成了依山傍水的美丽环境，整个紫禁城外由一护城河环绕，流水潺潺，三大殿及其他建筑都背靠一座假山。这种背景方式，特别有助于防风御寒，放松心情，堪称古代城市建筑之楷模。

②住宅朝向

建房座向的选择是依据地理位置所确定的。就我国大部分地区而言，建房的最佳座向是座北朝南。这样有利于室温调节；有利于室内采光、放松心情。

③因地制宜设计

(2) 不良居住、不利于放松心情的环境因素

异臭、噪声等皆为不良居住环境因素。

(3) 预防保健措施

①绿化环境

绿化可净化空气、减弱噪声、除尖灭菌、调节气候。

②搞好环境卫生

③治理污染

控制环境噪声的根本措施是合理的功能分区，将交通运输区、工业区、居住区的相互位置安排好。控制、消除噪声源、控制噪声的传播，加强个人防护，加强交通管理对降低交通噪声也有重大作用。制定及执行噪声卫生标准。

4. 室内环境与心情

（1）理想的居室环境

理想的居室环境除居室结构适当、居室内微小气候适宜、室内采光适中与居室通风良好外，装修与入住均应讲究科学，不然装修不当有可能变居室为“毒巢”，居室污染祸首——甲醛，还有大理石等发出的射线，这些均有损于身心健康。

科学装修。注意装修设计是否科学，注意各种建筑装饰材料的合理搭配（有些装饰材料含有大量有毒物质、气体、甲醛大量超标）、房屋空间与室内通风。

科学入住。入住前应请室内环境监测专家进行室内空气质量检测，达到标准后方可入住。

居室色调与健康。居室色调要注意房间的朝向、光亮度以及室内摆设的颜色。浅绿和浅蓝等冷色调会从视觉上扩大空间。绿色使人感到清新、安详，它可以调整血压，适合易失眠和疲劳的人。蓝色让人觉得清凉，对神经有镇静作用，特别适于神经容易紧张的人。蓝色比绿色更易使肌肉放松，血压正常。黄色提神，对视觉和神经都有好处，它是最令人愉快的颜色，总让人感到阳光明媚。红色是暖色，它适于较冷的居室，但是很易使人产生疲劳感。因为它会使肌肉紧张，血压升高，呼吸加快。餐厅可用奶油色、黄色或者珍珠白和浅绿色。孩子活动的屋子应选用海蓝、蔚蓝或珊瑚色等明快的色调。

走向大自然，“近绿者寿”。绿色环境是人类长寿的天堂，如果经常生活在空气污染少的林区，可使人的寿命延长8~9岁。人们都有这样的体会，每当你在工作、学习紧张之余，在劳动疲劳之后，在忧郁苦闷之时，如果你来到芳草如茵、桃杏芬芳、垂柳婆娑、绿阴花影的美丽公园中，或者前往茫茫林海，绿野盎然的深山旷野中，绿色的魅力会使你疲劳消除，忧愁驱散，心境开阔、精神振奋、心情舒畅。

绿色植物是人类健康长寿的“保健医生”。

绿色植物对大气有净化与调节作用。

绿色能陶情养性。

绿色植物可大量增加空气中的负离子。

生活中不能没有绿色，在家居的阳台和窗台植花草，营造绿色风景线，闲暇时领略那葱翠，生机勃发的花草，不但增添逸性雅趣，更感受到有一股健康向上的暖流激励着我们更热爱生活，更珍惜生命！

认清观赏植物性能，防止观赏植物污染

放毒观赏植物：有一些观赏植物，实际上并不适合用作观赏，因为它们可散发出影响人体健康的有毒气体和物质，一旦被摆放在室内后，就成为了室内空气污染的一个来源。故这一类植物不应该进入家庭，已经摆放在家庭中的也要抛弃。这类植物包括：

夹竹桃（红花、白花、黄花），可散发有毒气体，令人昏昏欲睡，郁闷气喘。

马缨丹（又名如意花），枝叶可散发有毒气体，且有强烈臭味。

郁金香，可散发有毒气体，令人头晕脑胀，头发加快脱落。

夜来香，可散发强烈刺激性气体，对高血压，心脏病患者有毒害，造成不适并加重病情。

洋绣球，可散发微小颗粒，让人皮肤过敏。

松柏类，散发出来的芳香味，对肠胃有刺激性，久闻影响食欲，且可使孕妇恶心。

报春花和风信子，可散发花粉致皮肤过敏，过敏体质者应避之。

紫荆花，可散发花粉，诱发哮喘病。

天竺葵，可散发有毒气体，令人气喘、胸闷、恶心、头晕。

百合花，可散发香味，久闻使人神经兴奋，可引起失眠。

含毒观赏植物：有一些观赏植物，局部或全株有毒，观赏不妨，但不可触摸，不可误食，否则可使人中毒，会造成极严重后果。对于这一类植物，一般不建议用于家庭观赏植物，尤其是有小孩的家庭，应完全拒绝。这类植物包括：

水仙花，鳞茎汁液有毒，对皮肤有刺激性，误食可致肠炎。

一串红（西洋红），花朵有毒。

一品红，全株有毒，误食可致死。

马蹄莲，花朵有毒，误食可致昏迷。

虞美人，全株有毒，果实剧毒，误食产生神经中毒，且可致死。

夹竹桃，汁液有毒，误食会出现恶心、呕吐、腹泻症状，可致死。

曼陀罗（大花、红花），全株有毒，果实剧毒，误食产生神经中毒，且可致死。

照山白（小花杜鹃），全珠有剧毒，幼叶最毒，春季尤烈。

万年青，汁液有毒，可致皮肤奇痒，误食可致口腔、咽喉和肠胃肿痛，并损伤声带，汁液溅入眼睛，可引起角膜混浊。

紫藤，种子和皮茎有毒，误食可致肠炎，并可致死；

含羞草，有毒，接触多可致头发脱落。

杜鹃花（黄色、白色），花朵有毒，误食可导致呼吸困难，四肢麻木，且可致死。

紫茉莉，根和果实有毒，对皮肤和黏膜有刺激性，可引起重度腹泻。

南天竹，全株有毒，误食可致全身抽搐、昏迷。

促癌植物：有的植物若接触过多，对人体有促癌作用。中国预防医科院病毒研究所曾毅院士，从1693种植物中检验出了52种含有促癌物质的植物，现转录如下：

铁海堂（刺儿梅）、变叶木、乌桕、红背桂花、油桐、金果榄、曼陀罗（前述7种常用作观赏性植物）、石栗、细叶变叶木、蜂腰榕、石山巴豆、毛果巴豆、巴豆、麒麟冠、猫眼草、泽漆、甘遂、续随子、高山积雪、千根草、鸡尾木、多裂麻疯树、红雀珊瑚、山乌柏、圆叶乌柏、木油洞、火殃勒、芫花、黄芫花、细紬芫花、结香、狼毒、了哥王、土沉香、苏木、广金钱草、红芽大戟、猪殃殃、黄毛豆付柴、假连翘、射干、鸢尾、银粉背蕨、黄花铁线莲、三棱、红凤仙花、剪刀股、坚荚树、阔叶猕猴桃、海南蒌、苦杏仁、怀牛膝。

健康观赏植物、净化空气观赏植物：许多观赏植物除了绿化与观赏功能外，还具有吸收有毒气体，净化空气的健康作用。其中吊兰就是净化空气的能手，可吸收氮氧化物、甲烷、甲醛、苯类、一氧化碳、二氧化碳、二氧化硫、过氧化氯等多种有害气体。另外，具净化空气作用的植物还包括：

肾蕨、贯众、月季、玫瑰、紫薇、丁香、玉兰、桂花、金绿萝、芦荟、鸭跖草、耳蕨、仙人掌、凤梨、仙人球、令箭荷花、虎皮兰、虎尾兰、龙舌兰、昙花、宝石花、肥厚景天、紫花景天、长青藤、铁树、菊花、红鹳花、石榴花、米兰、龙血树、白芷花等。

抗辐射观赏植物：有的观赏植物具有吸收电磁辐射的作用，在家庭中或办公室中摆放这些植物，可有效减少各种电器电子产品产生的电磁辐射污染。这些植物包括：

仙人掌、景天、宝石花等多肉植物。

驱虫杀菌观赏植物：有的植物具有特殊的香气或气味，人闻不到，但蚊子、蟑螂、苍蝇等害虫却可以闻到而避而远之。这些特殊的香气或气味，有的还可以抑制或杀灭细菌与病毒。这些植物包括：

晚香玉、除虫菊、野菊花、紫茉莉、紫薇、茉莉、柠檬、兰花、丁香、苍术、玉米花、蒲公英、薄荷等。

（2）不良居住、不利于放松心情的室内环境

潮湿阴暗；

空气污浊。

（3）预防保健措施

贯彻执行室内空气污染的法规。自 2003 年 3 月 1 日实施的由我国卫生部颁布的《室内空气质量卫生规范》，提出了室内空气质量的卫生要求，其中污染物控制指标有 12 项。

合理的住宅平面配置。

改善采暖设备与炉灶。

通风换气。

控制吸烟。

选择合格产品。建筑材料与装饰材料等产品的氡、游离甲醛及其他有害物释放量应符合卫生规范与国家标准。

合理美化居室环境。

第八章　起居作息与心情

起居调摄系指对日常生活中各个方面进行科学安排与采取一系列健身措施，以达到祛病强身，放松心情，益寿延年的目的。

起居调摄所包含的内容很多，衣食住行、站立坐卧、苦乐劳逸等的养生措施均属起居调摄范畴。本文只介绍起居有常、劳逸适度，服装顺时适体、排便保健及睡眠五个方面。

1. 起居有常放松心情

起居有常系指起卧作息与日常生活的各个方面有一定的规律并合乎自然界和人体的生理常度。

(1) 合理作息的保健作用

调养神气，放松心情。

提高人体适应力。现代研究，每种生物的寿命在遗传基因中均按出生、生长、发育、成熟、衰老死亡这一过程，预先做了程序安排。这种生命过程的安排，被称之为“生命钟”，即按“生物钟”的规律演变展现一系列的生命过程，决定着生物寿命的长短。虽然人体后天周期性节律变化受生物钟的控制，但更为重要的是在于训练与培养。

(2) 生活作息失常的危害

《内经》早已告诫人们，如果“起居无节”，便将“半百而衰也”。著名医家葛洪在《抱朴子·极言》中告诫“寝息失时，伤也”。生活规律破坏，起居失调，则精神紊乱，心情紧张，脏腑功能损坏，身体各组织器官均可产生疾病。

(3) 建立科学的作息制度

人生活在自然界中，与之息息相关。所以人们的起卧休息只有与自然界阴阳消长的变化规律相适应，才能有益于身心健康。

有规律的周期性变化是宇宙间的普遍现象，从天体运行到人体生命活动，均有内在规律或称节律。

规律地生活作息能使大脑皮层在机体内的调节活动形成有节律的条件反射系统，这是放松心情，健康长寿的必要条件。培养规律生活习惯的最好措施是主动地安排合理的生活作息制度，做到每日定时睡眠、定时起床、定时用餐、定时锻炼身体、定时排大便、定时工作学习、定期洗澡等。

(4) 生物钟保健法

目前世界保健法千千万万，让人看得眼花缭乱，不知所从。但真正能做到集健、美、智、乐、寿为一体的，只有“生物钟保健法”。该法被养生专家赞誉为“最佳保健法”。“生物钟保健法”的原理，就是按照生物钟“准点”运行，有规律地工作与休息，心情自然放松。

定时睡觉。要养成定时自觉睡觉，如是被闹钟吵醒的，不要立即起床，醒后要稍躺一会儿，以适应生物钟由慢到快的自然转变。

定时起床。起床后一是要喝杯温开水，夏天可以喝晾开水，二是要定时大便。

定时吃早餐。早餐要吃好，吃饱、吃早。

定时用脑。学习需要用脑，保健也需要用脑，准点用脑、合理用脑是保健的最佳途径。

定时用水。最佳饮水时间是：起床后；上午 10 时左右；下午 4 时左右。在这几个时间里，即使不渴也要主动喝水。

定时午饭。午饭要吃好，因为午饭是正餐。

定时午睡。午睡犹如加油站，是生物钟的需要。

定时晚餐。晚餐要“早”和“少”，这样有利于消化吸收和睡眠，且有利于减肥。

定时就寝。春秋冬三季晚上 9 时左右就寝，夏季晚 10 时就寝为宜，睡前最好用温水洗洗脚，这样既能消除疲劳，又有利于足部保健，还能促使及早入睡，如洗脚后再适当按摩涌泉穴就更好了。

定时洗漱。每天早上饭前，晚上睡前刷牙，最好用温水刷牙。夏天每天洗澡一次，春秋 3 天左右洗澡一次，冬天一周左右洗澡一次。

定时“活动”。“活动”指的是定时叩齿 100 次，定时提肛 30 次等锻炼活动。“活动”的具体时间、方法和形式可根据各人的实际情况自行选择，一旦确定下来，就要坚持不懈。

2. 劳逸适度与心情

（1）劳逸适度的保健作用

调节气血运行。

益智防衰。

放松心情。

（2）劳逸失度的害处

劳伤过度则可内伤脏腑，成为致病因素。

贪逸无度，气机郁滞，心情过度紧张。《吕氏春秋》早已告诫："出则以车，入则以辇，务以自佚，命曰招蹷之机……富贵之所以致也"。

（3）劳逸结合的保健方法

体力劳动要轻重适宜。

脑力劳动与体力活动适当结合。

家务劳动秩序化。

休息保养多样化。

3. 服装顺时适体与心情

(1) 服装的保健意义

服装的主要功能就在于御寒防暑，保护机体免受外界理化因素的刺激与生物因素的侵袭，人们为了适应外界气候的变化，维护机体内外阴阳的动态平衡，除自身生理功能的调节外，衣着也起着极为重要的辅助作用。衣着适宜，可使人体与外在环境之间进行正常的热量交换，利于放松心情。从而维持衣服内气候的相对稳定，达到养生保健的目的。否则，衣服紧束，气机流畅不利，易于心情紧张。

(2) 制装原则

顺应四时；
舒适得体。

(3) 增减衣服的宜忌

脱着衣服时必须不失四时之节。
衣服要随天气变化及时增减，绝不可急穿急脱，忽冷忽热。

4. 排便保健与心情

(1) 大便通畅的保健法

养成定时排便的习惯。

排便要顺其自然。有便不强忍，大便不强挣。

注意肛门卫生与便后调理。

运动按摩通便。如太极拳、气功导引养生功，腹部按摩保健法等。

(2) 小便清利的保健法

饮食调摄法。

导引按摩法等。

注意排尿宜忌。排尿要顺其自然，绝不要强忍不尿，努力强排。

(3) 排便的保健功能

利于放松心情；

减少直肠癌的发病率；

利于美容。

5. 睡眠与心情

睡眠养生系指根据宇宙与人体阴阳变化的规律，采用合理的睡眠方法与措施，以保证睡眠质量，恢复机体疲劳，养蓄精神，从而达到防病治病，强身益寿的目的。尤其睡眠与心情的关系更为密切。

（1）睡眠的生理

①中医的睡眠理论

昼夜阴阳消长决定人体寤寐。

营卫运行是睡眠的生理基础。

心神是睡眠与觉醒的主宰。

②睡眠的作用

消除疲劳；

保护大脑；

增强免疫；

促进发育；

利于美容；

心情舒畅。

（2）睡眠的时间与质量

①睡眠时间

每晚睡 7～8 小时，对长寿是非常有益的。美国癌症协会科研人员的一项调查认为，人的睡眠时间与其寿命长短关系极为密切，但绝非是睡眠时间越长寿命也越长。这项调查通过数字表明，每晚平均睡 7～8 小时的人寿命最长。每晚平均睡不到 4 小时的人，死亡率是前者的两倍。而每晚睡眠 10 小时以上的人，有 80% 可能短命。调查结果还说明，人的睡眠时间不仅和他的寿命有关，而且睡眠最长和最短的人的自杀率也较高。

②睡眠的质量标准

较高的睡眠质量标准：①入睡快。上床后5~15分钟进入睡眠状态；②睡眠深。睡中呼吸匀长，无鼾声，不易惊醒；③无起夜。睡中梦少，无梦惊现象，很少起夜；④起床快。早晨醒来身体轻盈，精神好；⑤白天头脑清晰，工作效率高，不困倦。

③睡眠规律与子午觉

养成良好的睡眠习惯，符合觉醒——睡眠节律，是提高睡眠质量的基本保障。应使睡眠模式符合一日昼夜晨昏的变化。

子午觉是古人睡眠养生法之一，即是每天于子时、午时入睡，以达颐养天年目的。中医认为，子午之时，阴阳交接，极盛及衰，体内气血阴阳极不平衡，必欲静卧，以候气复。现代研究也发现，夜间0点至4点，机体各器官功效降至最低；中午12点至1点，是人体交感神经最疲劳的时间，所以，子午睡眠的质量与效率均好，符合养生道理。据研究，老年人睡子午觉可降低心、脑血管病的发病率，有防病保健意义。

④提倡主动休息

累了才休息，是被动休息，这种休息不仅耗时多，而且效率也差，应提倡劳作或学习一定时间、身体尚未感到疲惫时就休息，这叫“主动休息”。

我国生理学家曾做过这方面的试验，让一组身强力壮的青年搬运工往货轮装生铁，连续干4小时，结果只能装12.5吨，而且大家均感到精疲力尽。一天后，改变了工作方法，让这些人干25分钟就休息5分钟，结果装了47吨，劳动效率提高了3.7倍。脑力劳动也是如此，许多政治家、科学家采用主动休息的办法，同样做出了惊人的业绩。所以极力提倡主动休息。

重要活动前要抓紧时间先休息一下，保证每天 8 小时睡眠，星期天进行一次“整休”，这对于下一周紧张、繁忙的工作，也是一次主动休息。

制定一个科学的作息时间表。

⑤世界睡眠日

3 月 21 日是世界睡眠日。

塞万提斯讲过：“睡眠是饿者之肉食，渴者之饮料，冻者之温暖，热者之凉快。它令一个牧羊人与帝王平等，愚人与智者并存。”道出了睡眠的重要。

⑥德高者睡眠质量好

一般而言，平民百姓，尤其是德高者睡眠的质量要好。至于那些枕金卧银的富翁，倘若不义之财发得太多，自不免耿耿难眠，而那些处心积虑又贪得无厌的贪官污吏，虽则工资根本不动，老婆基本不用，餐餐美酒日日醉，月月新郎夜夜欢，却是十有九经常失眠，因为他们有太多的亏心事，提心吊胆地防着“东窗事发”，在这样惶恐的心境下，即使半夜无鬼敲门，却也不免暗自惊魂，又怎能睡得香甜？

⑦睡眠不足易患疾病

英国一项研究显示，不良的睡眠习惯可能导致感冒、糖尿病、抑郁症、肥胖、中风、心脏病和癌症。另外，经常缺乏睡眠还会导致精神错乱，心情紧张。

一项研究显示：

睡眠时有呼吸暂停现象的人患中风的可能性是正常人的 3 倍，患心脏病的危险也大大增加。

如果两个晚上不睡觉，血压会升高。

如果每晚只睡 4 小时，胰岛素的分泌量会减少。仅在一周内，就足可以会使健康的年轻人出现糖尿病的前兆症状。

⑧午睡

科学家越来越多地发现午睡不仅仅有利于工作与生活，甚至可以延长寿命。据说是西班牙人发明了午睡，数百年来一直仍然保持午睡的习惯。纽约的奈尔大学的睡眠专家斯科特·坎贝尔在接受西班牙《世界日报》采访时肯定的说：“毫无疑问，午睡有其生理学依据。”

（3）睡眠的方位与姿势

①睡眠的卧向

所谓卧向，系指睡眠时头足的方向位置。睡眠的方位与健康紧密相关。中国古代养生家根据天人相应，五行相生理论，对寝卧方向提出过几种不同的主张。

按四时阴阳定东西

《千金要方·道林养生》曰：“凡人卧，春夏向东，秋冬向西”、《老老恒言》引《保生心鉴》道：“凡卧，春夏首宜向东，秋冬首宜向西”。即认为春夏属阳，头宜朝东卧；秋冬属阴，头宜朝西卧，以合“春夏养阳，秋冬养阴”的原则。

寝卧恒东向

一些养生家主张一年四季头都应恒东向而卧，不因四时变更，《老老恒言》引《记玉藻》谓：“寝恒东首，谓顺生气而卧也”。头为诸阳之会，人体之最上方，气血升发所向，而东方震位主春，能够升发万物之气，故头向东卧，可保证清升浊降，头脑清楚。

避免北首而卧

《千金要方·道林养生》曰："头勿北卧，及墙北亦勿安床"，《老老恒意·安寝》云："首勿北卧，谓避阴气"，古代养生家在这一点上基本一致。认为北方属水，阴中之阴位，主冬主寒，恐北首而卧阴寒之气直伤人体元阳，损害元神之府。临床调查发现头北足南而卧的老人，其脑血栓发病率较其他卧向高。国外资料表明，头北足南而卧，容易诱发心肌梗塞。

现代医学研究有睡眠方向宜用南北向之说

医学科学证明，当人南北睡时，顺应了地磁力的方向，使人体细胞有序化，生理机能得到调整，有利于人身体对地磁的吸收，促进真气的积蓄和运行。所以，人们在睡觉时以南北方向为好。

总而言之，卧向与健康的关系，是一个值得进一步研究的问题。

②睡眠姿势

常人宜右侧卧。

孕妇宜左侧卧。

婴幼儿睡姿。婴幼儿睡眠时，应在大人的帮助下经常地适当变换体位，每隔 1 ~2 小时翻一次身。

入睡时养成正确睡姿的良好习惯，是有利于自身保健的，但并不要求睡着后姿势永远不变。

（4）睡眠与卧具

①床铺

床铺又称床榻，是供人睡卧的用具。床在我国已有 2500 多年历史了，从北方的火炕到南方的藤床，从小儿的摇篮到老人的躺椅，床的种类不计其数，丰富多彩。

从养生保健角度要求，床无论怎样变化，应具备以下几个要素：

高低适度。

宜稍宽大。

软硬适中。

②枕头

枕头的基本要素

高度：《老老恒言·枕》主张："高下尺寸，令侧卧恰与肩平，即仰卧亦觉安舒"。现代研究也认为枕高以稍低于肩到同侧颈部距离为宜，枕头过高和过低均有害。

长宽度：枕的长度应够睡眠翻一个身后的位置，一般要长于头横断位的周长。枕头不宜过宽，以 0.15～0.2m 为好，过宽对头颈部关节肌肉造成被动紧张，不利养生保健。

软硬度：枕芯应选质地松软之物，制成软硬适度，稍有弹性的枕头为好。

保健药枕

根据中医辨证原则，采用不同的药物加工制成枕芯作成的枕头称为药枕。

逍遥益寿枕（庞保珍研制）

成分：酸枣仁、茯神、夜交藤、薄荷、柴胡、当归、白芍、白术等中药，碾碎制成枕芯。

功效：疏肝解郁，健脾和营。

主治：肝郁血虚，脾失健运之证。对于心烦、失眠等辨证属此证者疗效较好。对药枕的使用要辨证处方，酌情配制成不同的益寿药枕。

可用专利药枕疗法：根据异病同治的原则，不同的疾病，只要病机

（造成疾病的原因）相同，就可采用相同的方法，对于肝郁肾虚所致的心情过度紧张，失眠，等可采用下面的专利药枕。

庞保珍发明专利药枕（专利号：ZL 2009 1 0080100.9），有较好的缓解压力，放松心情的保健作用。适用于肝郁肾虚所致的不孕症等各种病证。

本发明公开了属于中医药学领域的中药治疗及保健制品，涉及用于妇科和男科的常见难治疾病治疗的一种治疗不孕症的中药药枕。在药枕芯中，将各味中药按重量配比而成，包括中药柴胡、香附、川楝子、薄荷、郁金、牡丹皮、当归、白芍、熟地、山药等十多味中药配置而成为治疗不孕症的中药药枕。本发明是以滋阴养血，解郁毓麟，对肝郁肾（阴）虚所致的不孕症，有较好的缓解压力，放松心情的保健作用；本发明既可节省药材，又可避免难以服药之苦。药枕给患者创造了优越的治疗环境，既经济又无痛苦，只要卧床休息就可进行治疗。

③其他卧具介绍

被：首先被里宜柔软，被里最好选细棉布等，被宜保温，被宜轻不宜重，被宜宽大。目前流行的睡袋不如传统被子保健性好。

褥：褥宜软而厚，一般以0.1m厚为佳，随天气冷暖变化加减。

睡衣：睡眠时换衣为好。睡衣宜宽大无领无扣，不使颈、胸、腰受束。睡衣总以宽长、舒适、吸汗、遮风为原则。

睡帽与肚兜：老人冬日睡卧宜带睡帽，其式状如回民帽，棉布制成，以能遮盖整个头顶为宜。老人不论冬夏，睡卧时宜带肚兜，尤其对70岁以上的老人，应嘱其日夜不离。

床上用品均应勤洗勤晒。

（5）睡眠环境与宜忌

①睡眠环境

恬淡宁静；

光线幽暗；

空气新鲜；

温湿度适宜。

②睡眠的宜忌

睡前禁忌：睡前不宜饱食、饥饿、大量饮水、喝浓茶、咖啡等饮料，忌七情过极与读书思虑。睡前不可剧烈运动。

睡中禁忌：寝卧忌当风，对炉火及对灯光；忌蒙头。

醒后禁忌：醒后忌恋床不起，旦起忌嗔恚心、恼怒，此大伤人神。

夜里下床"三个半"：临床上，脑血栓、急性心梗、心性猝死常发生在夜里。为预防夜间发生疾病，尤其是心脑血管疾病，最简便，最有效的方法就是做到"三个半分钟"。"三个半分钟"就是夜间醒来，睁开眼睛后，继续平卧半分钟，再在床上坐半分钟，然后双腿下垂，床沿坐半分钟，最后下地活动。经过这"三个半分钟"的调节适应，血压、心率得到交感神经的充分调节，不会发生体位性低血压，此时下地，不花一分钱，却起到了药物起不到的预防作用，减少了许多夜间意外。

（6）失眠的预防

失眠，中医称为："不寐"，系指睡眠时间不足或质量差。

失眠的分型

起始失眠；

间短失眠；

终点失眠；

失眠的原因

中医认为失眠的基本病机是“脏腑不和，阴阳失交”。虽导致失眠的原因繁多，但约有以下四类：

起居失常；

心情紧张；

身体疾病；

环境不利；

失眠的预防

病因防治

对于身体原因、环境原因、起居失常等造成的失眠，宜采用病因治疗。

心理防治

平素宜加强自身精神修养，放松心情，遇事乐观超脱，不过分追求能力以外的名利。心理治疗常用的方法有自我暗示法。即上床前放松精神，建立自信心，并对自己说：“今晚我一定能睡着。”躺好后默念：“我要睡了”。

体育防治

平素加强体育锻炼不仅改善体质，放松心情，尤其对防治失眠有极好的治疗作用。一般在睡前 2 小时左右可选择一些适宜项目进行锻炼，以身体发热微汗出为度。

药物防治

安眠药不到不得已不宜使用，或尽量少用。安眠药偶尔服、短期用较好。采用中医辨证论治，口服中药或中成药为佳。如用药物治疗必须到正规医院，在医生的指导下合理用药。

食物防治

失眠者可适当服用一些有益睡眠的食物，牛奶（睡前服）、木耳、大枣等，还可配合药膳保健。如茯苓饼、莲子粥等。

气功按摩法

睡仙功。睡仙功是一种专治失眠的气功疗法，由于对睡眠有特殊效果，所以古人称之为“睡仙功”。具体方法：一般是仰卧，全身放松，两手置于身体的两侧，进行体呼吸（吸气时，意想宇宙间的真气通过全身的毛细孔吸进来。呼气时，意想全身的病气、浊气通过全身的毛细孔射出去，射透天边）。然后，放弃“吸”和“射”的意念，一切顺其自然，只知道自己还在练功就行，慢慢就可入睡。也可用侧卧的方式习练，身体向右侧卧，右手心向上，置于头侧，左手放在左胯上，两腿自然弯曲，进行体呼吸，意念同上。可在练功态中入睡，睡醒时，不要急于起床，可在床上闭目习练体呼吸，待全身有了气感后加上收功的意念，然后再起床。

穴位按摩。如按揉双侧内关穴、神门穴、足三里穴、涌泉穴、三阴交穴等均有助于催眠。

第九章　性与心情

1. 遵守法律的健康性生活放松心情

人们一定要认真学习有关性的法律知识，充分了解国家的法律、法令和有关政策的规定，自觉地树立守法意识，并遵守国家法律规定，在法律许可的范围内调整或约束自己的性行为，更有效地保护自己，使人们的性行为合法化。提高性道德观念、防止性犯罪的发生，有利于社会的安定、家庭的稳固，遵守法律的和谐性生活放松心情。

2. 爱情是放松心情之源

(1) 和谐性生活的功能

①从西医角度谈和谐性生活的功能

性欲是人类一种本能的原始驱动力，性行为是人的生理与心理需要，有繁衍后代与享乐为目的。纽约大学医药中心的专家莫斯可维茨肯定了性生活的疗效。他说不管你有何症状，完美的性生活对你会产生一种有益健康的效果。性爱对身心健康的功能大致有以下几点：

身心充实：有些缺乏适当性生活的人，抽烟、酗酒、精神怠倦，心灵空虚。性爱可以使人获得舒适，身心得到满足，人生变得积极而更有活力。

解除失眠：当性欲无法适当排解，或遇事不如意时，极容易失眠，如果夫妻间有甜蜜的性爱与枕边细语，双方均可带着好梦香甜入睡。性爱也是一种镇静剂，它能抚慰躯体，消除失眠。性生活愈美满，就愈易入睡。

缓解病痛：性爱的兴奋会刺激大脑，性高潮是一种天然止痛剂，兴奋高潮可明显提高疼痛的阈值。专家发现，性高潮时，所谓活的内啡呔到达全身感受器官，产生类似吗啡的作用，所以它能缓解多种伤痛。

利于美容：粉刺与青春痘非常令人烦恼，而它是由于血液循环不良所致。除了饮食必须节制糖、脂肪、高蛋白的摄取外，性爱也是可行的措施，性兴奋可加快血液循环，均衡新陈代谢，改善皮肤状况。

松弛紧张，放松心情，增强活力，精神健康：当情绪不能自制时，性爱可以缓解；当心理压力使人紧张时，性爱有意想不到的松弛效果。此外性爱可以促进代谢和活力，使精神抖擞，神采奕奕。美满的性生活能产生良好的精神状态。旧金山一研究所曾对37500名成年人的性生活作了分析研究，发现性生活美满的人较少有忧虑、暴力观念和敌对情绪。这样美满的感情会互相扩展到配偶之间，并融入夫妇的关系中。温柔的生活可帮助人显示出最佳的心境和性情。所以，夫妻性爱是值得高度重视的。正常有规律的性生活，对身心健康极有帮助。

增强免疫：在一份对乳腺癌患者的研究中专家发现，满足于性爱的妇女，其血液中有更多的T细胞——即免疫功能中起主要作用的白细胞，而且她们活得更长久。

维护心脏：专家认为，性不能满足是心脏病的诱发因素之一，在一次对100名接受治疗的心脏病妇女研究中，65名在住院前对性不满足；在另一次对133名男子心脏病患者研究中，其中2/3在发病前存在着严重的性生活问题。

②从中医的角度谈房事的生理作用

房事与阴阳之道：阴阳者，天地之道也。房事活动体现了一个阴阳整体的观念。东方哲学认为，男女、阴阳、天地，统成一体。所谓阴阳之道，乃是性爱的真髓、核心，这一基本理论和法则是研究人类生活的一大需要。孔夫子认为男女关系是“人伦之始”、“五代之基”，《孟子·告子》谓：“食色，性也”，元代李鹏飞在《三元延寿参赞书》中说：“男女居室，人之大伦，独阳不生，独阴不成，人道有不可废者”。一阴一阳之谓道，偏阴偏阳之为疾。男女相需好比是天地相合，若男女两者不和，则违背阴阳之道。犹“若春无秋，若冬无夏。因而合之，是谓圣度，圣人不绝和合之道”。《玉房秘诀》曰：“男女相成，犹天地相生，天地得交会之道，故无终竟之限。人失交接之道，故有夭折之渐，能避渐伤之事而得阴阳之道也。”由此可见，房事生活本乎自然之道，这是养生延寿的重要内容之一，是放松心情，健康长寿的基础。

房事是人类生理之需：性是人类的天性，是人的自然生理，它与呼吸、心跳、消化、排泄一样，正常的房事生活是人类天性和生理之需，也是生活情趣上不可缺少的。禁欲既是违反自然规律的，极易心情紧张，也是违背人类天性和生理规律的。《素女经》谓：“天地有开合，阴阳有施化，人法阴阳，随四时。今欲不交接，神气不宣布，阴阳闭膈，何以自补?”又指出：“阴阳不交，则生痈瘀之疾，故幽、闲、怨、旷多病而不寿。”《千金要方》亦说：“男不可无女，女不可无男，无女则意动，意动则神劳，神劳则损寿，若念真正无可思者，则大佳长生也，然而万无一有，强抑闲之，难持易失，使人漏精尿浊以致鬼交之病，损一而当百也”。和谐的房事放松心情。

（2）夫妻性生活不和谐心情紧张

男方虽然已经达到性高潮，但女方尚无任何性快感的感受，或者射精时间早于女方达到性高潮之前，称为“性不和谐”。

性生活是所有动物延续后代的本能，也是人类生存的重要条件，生命过程与性生活有着密切关系和直接影响，没有性生活不仅容易得病，而且影响健康与寿命，因男女性成熟后，性腺的排泄欲和两性接触欲始终存在着，性生活不仅密切夫妻关系，给家庭带来和睦幸福，还能预防疾病，促进身心健康。

许多疾病的产生与不良心理因素的影响有直接关系。而在心理因素中，夫妻关系引起的情绪变化占极其重要地位。科学家在已婚的神经官能症患者的调查中发现，夫妻婚姻不满，感情（含性生活）不和者占60%；在对癌症患者的调查中发现，有一半以上患者的婚姻生活不美满。大量资料表明夫妻关系不好而引起的不良心理因素可导致胃肠癌、哮喘、高血压、冠心病与神经官能症等各种身心疾病。可见家庭生活的健康愉快是身心健康的基础。

在专家们归纳的“影响人类长寿”的因素中，缺乏和谐的婚姻生活（40岁以上仍然独居或离婚后未再婚，以及40岁以下丧偶）位于排序之首。

离婚会使人减寿。韩国一专家经过多年调查发现，韩国离婚男女的平均寿命比有配偶者短8~10年。

3. 性体位与放松心情

性体位指性交时根据夫妻生理需要、心理需要和个人爱好而采用的相互配合的姿态和身体位置。据吴阶平主编的《中国性科学百科全书》整理介绍如下。

中国是研究性体位最早的国家。两千年以前中国已有房中术，性体位是房中术中一个重要组成部分，房事体位的记载，可追溯到先秦时期，如早在竹简《合阴阳》中就已提出“十节”、“十动”、“十修”、“八动”、“十已”等行为姿态。其后《素女经》九法、《洞玄子》性技30种、《玉房秘诀》等书又进一步发展。“十节”是指夫妇交合时采用的十种不同姿态和体位，这是仿生动作在性医学中的最早运用。尤其元、明、清三个朝代对性体位有较深入的研究。根据日本丹波康赖与荷兰高罗佩曾在很早之前全面研究并总结过中国古代房中术的事实，可以有理由认为，国外的研究也受到中国房中术的影响。

在诸多的性体位中，有些可增加性感，有些可增加生育机会，有些有利于优生，有些有利于防治疾病，所以研究性体位符合科学的需要，绝不能笼统地斥责为诲淫之术。研究与运用各种性交体位具有如下意义：①心理的需求：例如古称“龙翻”，欧美称之为“传教士式”（男上位）的体位，是世界各国人均普遍采用的传统姿势，但是永无改变地运用同一种姿势，心理难免出现刻板和呆滞的枯燥无味感，如常能合理更换，就会不断有新鲜感，有利于激发夫妇双方的性兴奋，增加生理上的愉悦，促进心理的和谐，促进性生活的和谐。②生理的需要：一些男子有生理缺陷（如阴茎短小），有些夫妻一方偏胖，有些妇女阴道偏低，若根据不同情况选择合适的体位，就可以克服生理上的缺陷，从而增进性生活的和谐，促进夫妇间的默契。③养生的需求：如对妊娠妇女而言，尤其是在妊娠中、晚期，仍采用传统的男上体位，就会压迫孕妇腹部影响胎儿，对围产期不利，如更换合适的体位，既符合性养生，又符合优生，可达一举两得的目的。④治疗的需要：某些性功能障碍和性事不当有关，通过改变性体位可使其康复，实际包含“行为疗法”的内容，可把这种疗法称之为“以性治性”。如男子的“不射精”与女子的“性冷淡”患者，如能更换合适的体位，患者症状可得到更大的改善或痊愈。

据国内外医学文献载，关于性体位印度性典记载达几百种。日本传统有 48 招，中国房中术文献记载，有《洞玄子》性技 30 种与《素女经》九法等，是中国古代性体位研究的成果。欧美记载的体位则有 513 种之多，其中有 297 种都是男性用肘部撑着床垫进行的。但性体位不管如何变化，其性体位可归纳下列 8 大类型之中。①男上位：男俯卧，女仰卧，男在上。②女上位：男仰卧，女在上，女两腿跪于男性骨盆两侧。③侧位：男女侧向面对面拥抱。④坐位：男坐在椅上，女性两腿骑马式放于男性两腿外上侧。⑤立位：男女面对面站立；或男站将女抱起，女搂男颈、双腿勾夹男腰。⑥后进位：女向前弯腰、手支撑于床，男直立站于女臀部后方。⑦跪位：女仰卧床上，两腿伸直分放床外椅上，男于女两腿间对跪地上；或女跪于床上撅臀，男于女后采跪位。后者又称胸膝位。⑧蹲位：女仰卧，两腿向两侧微分开；男蹲，两腿屈曲，置于女性骨盆两侧，男性用手于两侧将女性臀部略上抬。

为进一步阐明性体位，再从 6 个不同角度，将性交体位分类说明如下。

按男女脸的相对朝向划分：①面对面体位：如男上位、女上位、侧位、坐位、立位、蹲位等。②面对背体位：如后进位、胸膝位、面对背的女上位。

按男女躯干相对位置划分：①前入式：如男上位、女上位、坐位；

②后入式：如后进位、胸膝位等；③侧入式：侧位等。

按站、坐、跪、蹲、卧划分：①卧位：如男上位、女上位、侧位、后进位（双卧）；②坐位：双对坐、女上位（女坐男卧）；③立位：双立、男立女卧（即男立床下，女卧床上、臀靠床缘）；④蹲位；⑤跪位：男跪女卧，胸膝位（女跪前、男跪后）。

按传统习惯划分：①常用体位：如男上位、女下位等；②少用体位：如胸膝位等。

按功能划分：①性康复体位：不射精者、女性性冷淡者可采用女上位；早泄者可用侧位。②孕期体位：如孕早期采男上位，孕中、晚期采男立女卧位、蹲位或胸膝位等。③生理调适体位：阴茎长采取胸膝位；阴茎短或肥胖者采男立女卧位；阴户低采后进位等。④疾病体位：心脏病采坐位或半坐位；不孕症（子宫后位）采胸膝位；身体衰弱采侧位。

按仿生动作划分：古代房中术按仿生动作将之分为：①虎游：如虎游走。②蝉附：如蝉附背。③尺蠖：如尺蠖屈伸。④囷桷：如麇鹿性交。⑤蝗磔：如蝗虫翔交。⑥猿搏：如猿猴捕搏。⑦蟾蜍：如蛤蟆交媾。⑧兔骛：如兔子奔突。⑨蜻蜓：如蜻蜓飞翔。⑩鱼嘬：如鱼类吞饵。

性体位选择原则：①能增加性快感，激发双方性高潮；②防止发生生理方面的危险与挫伤；③可防治某方的性功能障碍；④促成或防止受孕。可根据各人具体情况，从实际出发，进行合理的选择。在多种体位中，可结合各人的生理特点、优生要求、健康状况、体型特点、性感情况、人生阶段等选择合适的体位，使性生活和谐美满，利于“性”福，又有益健康长寿。

不同的民族文化与传统观念，往往导致采取不同的体位，如欧洲人以前常采用男上位，但在非洲，部分地区的民族认为这是极为下流的体位，而女上位才是他们最喜爱的姿势。希腊人也喜欢女上位。埃及人喜欢后进位。据美国调查，最近结婚的夫妇中，采用男上位的仅占36%，其余64%的夫妇除采用男上位外，均采用一些有变化的体位。纵观古今中外，性交体位千姿百态，由于不同民族、不同国家、社会背景、文化背景、性态度、性观念的不同，体位的采用倾向也有所不同。某种体位的确定，还受一个民族的生活特点、道德和美学观点等因素左右，对某种姿势的偏爱，当然也与其民族的体形和生理特点有关。

在情爱统一的前提下，讲究体位不是爱的庸俗，而是对爱的尊重，是灵肉结合的艺术，也是性爱的自然要求与表达，利于放松心情，促进身心健康。在性生活中不要把性体位变成“工具化”。夫妇之间，感情是第一位的，脱离了感情，而单纯追求体位变化。夫妇生活将暗淡无光。性生活中具有良好的心理与情绪，才能使灵与肉结合达到和谐的境界。尤其要强调的是，必须建立健康的性观念，方能对体位进行科学的抉择和学习运用。体位不是一成不变的，夫妇在实践过程中还可不断探索创新。所采取的体位必须在利于健康的基础上，夫妻双方又能达到性的和谐为最好。同一体位，不同的夫妇可能应用起来有不同的效果，夫妇双方可结合具体情况寻求共同认可的双方感到愉悦、互相适应和互相默契的体位，才能达到性生活美好的理想境界。

4. 放松心情的性技巧疗法

性技巧指性生活中所采用的性爱艺术。有了它可帮助夫妻性生活和谐，有了它可使夫妻享受到性爱的温馨、浪漫和甜蜜。过去有人一听到性技巧就认为是淫诲之术而加以否定，这是不对的，已婚夫妇要获得房事之乐，性技巧是不可缺少的做爱手段，是夫妻应具备的房事基本知识。据吴阶平主编的《中国性科学百科全书》整理介绍如下。

据文献记载，有关性技巧的研究，中国古代开展较早。在多部古书中，素女作为中国古代的性爱女神，常与黄帝探讨性爱秘诀，切磋性技。1972 年中国马王堆出土的汉代文物中，有世界罕见的大批量古代珍贵性学文献，其中不少是有关性技巧的记载。在公元前 31 年～公元 17 年间，希腊诗人奥维德的《爱的艺术》中详尽描述和赞美了各种性技巧。公元 17 年，古罗马诗人留克利希阿斯在其著作中亦描绘与赞扬了性技巧。约公元 4 世纪，印度《卡玛箴言》问世，它向人们传授了大量的性知识，是一部早期的性学著作。656 年《隋书·经籍志》中记载房中术专著 8 种，但与《汉书》房中八家无一相同，说明从东汉到唐初这几百年间，房中术已有相当大的变化。约 15～16 世纪，由罗马诺绘图、阿勒蒂诺配诗的《性交大全》出版，引起轰动，曾多次复制发行。中国明代著名医家张景岳在《妇人规》中对性学有深刻的论述，提出男女性和谐的“十机”，至今仍有学术价值。

懂得性技巧有如下好处：①有利于夫妻性生活和谐；②有利于优生；③有利于计划生育的落实；④对不育夫妇来说，有利于提高生育力；⑤对性功能障碍者来说，有利于性功能的康复；⑥有利于性保健。

性技巧主要包括前嬉的技巧、性交的技巧与后嬉的技巧三部分。

前嬉技巧：现代医学提出在性事前爱抚要讲究诀窍，注意提高触觉、听觉、视觉、味觉和嗅觉等 5 种感觉。触觉可刺激对方的性敏感区，如口唇、乳房、臀部、大腿内侧及外生殖器等，开始时不要集中刺激生殖器，而应遵循由远而近，由外而内的原则，爱抚动作宜轻柔，最好用指尖做坚定而温柔的触摸，有节奏地轻摸，也可在对方的皮肤上面上下移动或打小圆圈，每一动作都应慢慢进行，而且不要转变得太急促，触摸的方法并不限于手指，也可以用口或舌头，也可利用你的眼睫毛、面颊、鼻子，或者用长长的秀发，轻轻地扫，使对方产生温馨及惊喜。有人认为也可用织物（如丝巾、羽毛、棉球）爱抚伴侣，与伴侣一起进浴时，用海绵互相拭擦，通过这些触觉也可增强性感。接吻是一种无言的沟通，又是性感的重要体验，接吻在性刺激和爱的表达中占有极其重要位置，具体做法可灵活掌握。接吻可以吻伴侣的面颊、嘴唇、鼻子、颈项或耳朵，接吻时首先是短暂的，然后逐渐变成长而热情的深吻。接吻可以睁开眼睛，也可闭上眼睛，前者可使爱侣得到更大的性感，后者可使你陶醉在绵绵的情意之中。接吻可以闭着嘴，也可张开嘴。前者留有神秘感，后者性感更强。双方舌头互相接触更会增加性感，但此种方法只适于双方健康者，否则会传染疾病。如有条件吻前使用一些口香剂，则效果更妙。口臭是接吻的大敌，做爱的当天最好不要吃大蒜、洋葱等会产生口臭的食物。拥抱能刺激触觉，拥抱可以是全身的，也可以是部分的，如胳膊、脖子、躯干与大腿等都可成为拥抱的对象。夫妻做爱的艺术，最容易忽视的是语言。做爱时需要听增进情趣的声音，在爱抚阶段，夫妻所说的话应是情话。情话有催情功能，能起到激发与维持性兴奋的作用。音乐是最好的听觉刺激物，每次做爱听不同的优美音乐。可使性的意识增强。做爱最忌噪音干扰。如室外有噪音，可将门窗关闭。嗅觉在做爱中的作用不容轻视：卧室内插些新鲜的香花，会增加性的情趣；床上残留汗珠与体臭味，会影响做爱的情趣，换一张清洁的床单也是一个好的措施；在室内喷些清香剂，会营造爱的美好心情；一起做香味浴（泡浴或淋浴），香味有催情作用，会使你进入更加温馨的境界。要注意建立良好的视觉刺激，爱侣间要注意衣着，做爱时可穿色彩柔和、薄而透明、若隐若现较为性感的内衣裤，以此来提高自己的性魅力。做爱时室内光线要柔和朦胧，室温要适中。做爱时可以裸体，也可穿些薄内衣。裸体可在情侣面前呈现自身的曲线美，增加性感与互相的吸引力。

性交接技巧：主要包括性交合技巧、促进性高潮的技巧与古代房中术有关的性技巧等。

性交和技巧有三种基本技巧：①活塞式运动：即阴茎在阴道的前后来回抽动，一般女性对低频率抽动很感兴趣，它能激发兴奋，而高速抽动易驱使夫妻双方进入性高潮。中国隋唐时代的《玉房秘诀》提纲挈领地陈述了性的技巧，高度概括为四句话共 16 个字。即“九浅一深，左三右三，水蛭登陆，鳝鱼搁浅”。实际上讲的是活塞式运动，表现得淋漓尽至。意思是前后抽动，先在浅处抽九下，再向前深插一下，然后在左右阴道侧壁各抽动摩擦三下，然后上下有节奏地抽动如蚂蟥呈波浪式向前蠕动，再向左右有节奏地摆动，如黄鳝在浅水中呈螺旋式向前蠕动。这种动作可使夫妻在性生活中获得极大快感。②旋转式运动：即当阴茎插入阴道后，用腰部画圆的技巧，做旋转运动。本法适于女上位，可由夫妇双方轮流操作。本法的优点是两人紧贴在一起，有助于阴茎根部强烈刺激阴蒂，使夫妻双方同时获得强烈的性快感。③迎送运动：当男方将阴茎插入女方阴道后，居下仰卧一方用力将骨盆及生殖器向上顶。居上俯卧一方用力将骨盆及生殖器向下压，形成上送下迎、上压下顶的局面，使双方交接处甚为紧贴。本法适于男上位或女上位。优点是有利于刺激阴蒂及阴道口，并有利于女性靠阴道口的三分之一长度范围的阴道对阴茎的紧握，从而增加性刺激的强度。

促进性高潮的技巧：性高潮是夫妻性兴奋的顶点，是夫妻双方性交流的高峰体验，是一种超越自我境界的意识，所以夫妻在性生活中均渴望达到性高潮。如何才能享受性高潮的“性”福呢？其方法是：①实行爱肌训练。即锻炼女性耻骨尾骨肌（又称 PC 肌）的收缩力，方法是将阴道括约肌及肛门括约肌收缩一下然后松一下，算一次，早晚各做 60 次，锻炼一个月，然后将这种动作用于性生活中去，可加强阴道对阴茎的紧握作用，有利于提高快感。②适当变换性交体位，如女方经过性学医生检测发现阴道前壁有 G 点，则建议采用女上位性交，有利于阴茎更有效地刺激 G 点，促进女性性高潮的早降临，另外对夫妻双方也可协调性快感。③学会将性幻想和身体的性刺激结合起来。④重视性事前的前奏活动。⑤加强夫妻间的性感交流。⑥要充分利用性敏感区，强调夫妻双方积极主动参与性活动。

古代房中术有关的性技巧：我国古代房中术，对性交艺术与方法进行了高度的概括：内容有“十动”、“十节”、“十修”、“八动”、“十已”。所谓“十动”，指的是交合时阴茎抽送的次数，每一动都有它的养生效果。所谓“十节”，即模仿十种动物的姿式进行性交，是仿生学在房事生活的具体运用。所谓“十修”指的是性交中阴茎抽送的方向、速度、频率、深浅。所谓“八动”，指的是性交中的姿式变化及其表现的心理。所谓“十已”，描写的是交合中每一个回合的特征，此外，还论及女子在性交中的快感反应及男女互补的观点。

后嬉技巧：性高潮后转入消退期，应有放松活动，当丈夫性满足后妻子于消退期仍是情意绵绵，此时丈夫应继续给妻子以温存与爱，可为下次性生活的驱动埋下可爱的“种子”，一般应持续十余分钟。

胡廷溢对中国古代性技巧的评价：中国古代房中术历史悠久、内容丰富、论述精辟，在中国历史上对繁衍后代与提高夫妻生活质量上起过重大的促进作用。其特点：①对历史上性技巧做过系统全面总结。如《洞玄子》的主干部分，集中探讨和描述了性交全过程中的各种技术细节、详细分述了性交前的爱抚、性交中的姿势、体位和具体动作等，提出了性交的“三十法”和“九法”、“六势”，强调了房室艺术的丰富多彩特性。洞玄子还从前人处吸收并继承不少东西，如《合阴阳》中的“十节”和“十修”、“八动”，《天下至道谈》中的“十势”和“八道”，《素女经》中的“九法”等，其中不少是简册或古籍作者观察、体验和积累的经验。②许多论述与当今科学道理吻合：如《合阴阳》中将性交过程划分为前嬉阶段、交合阶段与终结阶段，与现代性学的性交分期相吻合。洞玄子谈的控制射精的方法，强调要等到女子出现性高潮时才射精，这些均符合男女性高潮同步的理论，与现代性医学观点相符。③突出养生保健：例如《十问》中论述性交与气功结合，强调吸天之精气，咽口之津液，导气运行于五脏，精气深藏于体内，做到神气内守，脏气充实，身体健美，延年益寿，提出性生活除繁衍与性乐外，还要注意养生保健。

然而古代由于历史条件的限制，仍存在有一定的糟粕，有待整理、研究与提高，表现在：①有些地方言过其实，缺乏科学性。如在“七损八益”中淡及男女交合云：“一益叫固精，男女均侧卧，行二九之数。男女可固精，又治女子经漏，每天交接两次，十五日愈。”《玉房秘诀》论闭经止精，提出即将射精时，用手指按压阴囊与肛门间，使精液从阴茎返回，流入脑子，可以“还精补脑”。这些观点既有解剖认识上的错误，又有理论上的错误。②某些地方带有封建迷信色彩。例如《妇人良方》提到要转女为男，性生活时可于床下放斧子与雄鸡毛即可如愿以偿，这已堕入封建迷信与巫术邪说之中。③个别地方宣传性放纵。

胡廷溢对国外性爱艺术的评价：在国外有关性技巧的有代表性的著作，可推印度性典《爱经》和罗马的《爱的艺术》两书。《爱经》很像中国道家的《玉房秘决》，全部是以临床的冷静观点，来区分各种性技巧（但不像中国那样富有诗意）；亦像罗马帝国奥维德所著《爱的艺术》一书，以嘲讽的态度来渲染调情的艺术。有人认为，地处中国与罗马之间的印度，在性爱方面多少综合了来自两方面的影响。如果说中国道家的《玉房秘诀》主要关心的是“在床上发生的事情”，那么，罗马的《爱的艺术》则在教导你“如何到床上去”，而印度的《爱经》的眼界似乎更宽广。《爱经》中有不少叙述的重点是强调心理层面重于肉体层面，故《爱经》包含的内容有“性”也有“爱”，中国房中术列举了30种性交姿势，而《爱经》中列举的花样更多，其中有很多已接近“特技表演”。《爱经》的缺陷是把“爱”与“性”分裂开来：认为真爱应该“以本能为师”而无需任何指导；它不厌其烦地花费很多篇幅来指导无爱的性技巧。从总的来说，尽管有些缺点，然而这两本书仍具有一定的性学价值。

5. 达到性和谐而放松心情的方法

性生活和谐是配偶双方在性生活时达到彼此愉悦美满的境地。同时亦是夫妻双方的美好愿望。

从性欲释放看，性的兴奋，男性为冲动型，来的快，去的也快，而女性却与男性相反，性欲是逐步唤起的，来的缓慢，去的也缓慢。这是影响夫妻性生活和谐的主要障碍。因此在性交之前，男方应先做一些启示、诱导和爱抚等准备动作，如亲吻：一个吻，能使脉搏跳动频率从 70 次/分，增加到 150 次/分，从而加强人体血液循环，使细胞吸收大量氧。一个吻，能把人体大量的荷尔蒙激发出来，其作用高于一剂吗啡。一个吻，可以使面部的 27 块肌肉都运动起来，有助于消除脸部的皱纹。一个吻，可以消耗人体 12 卡路里的热量，使人变得更苗条。亲吻是一种简易的保健操，爱做这种保健操的人不易患循环系统疾病、胃病和失眠症。德国《图片报》称亲吻是一位“保护天使”，如果丈夫离家上班时接受妻子一个吻，就不易出交通事故。等女方出现了性兴奋的信号（如阴道分泌物增多等）和要求时再开始进行，这样就能使双方的高潮同时出现，达到满意的境地。如果男方突然性起，强制而行，并且急迫射精，草率收兵，然后鼾然大睡，而女方则兴奋始发，没有得到性的满足，辗转难眠，满腹委屈，无法诉说，天长日久就会直接影响夫妻感情。

促进性高潮的技巧：性高潮是夫妻性兴奋的顶点：是夫妻双方性交流的高峰体验，是一种超越自我境界的意识，故夫妻在性生活中都希望达到性高潮。如何才能享受性高潮的幸福呢？其方法是：①实行爱肌训练。即锻炼女性耻骨尾骨肌的收缩力，方法是将阴道括约肌及肛门括约肌收缩一下，然后松一下，算一次，早晚各做 60 次，锻炼一个月，然后将这种动作用于性生活中去，可加强阴道对阴茎的紧握作用，有利于提高快感。②适当变换性交体位。如女方经过性学医生检测发现阴道前壁有G点，则建议采用女上位性交，有利于阴茎更有效地刺激G点，促进女性性高潮的早降临，另外对夫妻双方也可协调性快感。③学会将性幻想和身体的性刺激结合起来。④重视性事前的前奏活动。⑤加强夫妻间的性感交流。⑥要充分利用性敏感区，强调夫妻双方积极主动参与性活动。

古代房中术有关的性技巧：我国古代房中术，对性交艺术与方法进行了高度的概括；内容有"十动"、"十节"、"十修"、"八动"、"十已"。所谓"十动"，指的是交合时阴茎抽送的次数，每一动都有它的养生效果。所谓"十节"，即模仿十种动物的姿式进行性交，是仿生学在房事生活的具体运用。所谓"十修"指的是性交中阴茎抽送的方向、速度、频率、深浅。所谓"八动"，指的是性交中的姿式变化及其表现的心理。所谓"十已"，描写的是交合中每一个回合的特征，此外，还论及女子在性交中的快感反应及男女互补的观点。

相关链接：

乾坤毓麟丹（庞保珍研制）

功能主治：补肾疏肝、康性赞育，主治肝郁肾虚所致的男女不孕不育，性功能障碍。临证可辨证加减。或酌情改用他研制的其他方药。

6. 推迟性机能衰退而放松心情的方法

人的衰老可以推迟，性机能的衰退同样可以推迟。其常用方法如下。

(1) 保持适当性生活

夫妻应保持适当的性生活，尤其进入老年期，不要自以为老之将至，对性生活视为畏途。克服封建意识，与老伴还要耳鬓斯磨、体肤接触，并保持有规律的性生活，使内分泌调节达到平衡。激素的稳定分泌，是性生活的源泉，“自我淘汰”会产生性的惰性反应。性生活必须有规律而不过度，如过度，老年人、中年人均会引起机能衰退。

(2) 注意营养与体育锻炼

讲究卫生，加强营养，进食高蛋白、易消化的食物，注意补充维生素和矿物质，蔬菜和水果，对老年人提倡少食多餐，适当服用维生素和抗衰老的药品；还要注意适当的体育锻炼，如气功、太极拳、散步、游泳等，但要量力而为，选择适合自己的运动，一次体育锻炼时间不要太长，防止过累，保证睡眠充足。营养好，体质壮，性机能就会保持不衰。要戒除恶习，如酗酒、吸烟。酗酒容易使性腺中毒、睾丸萎缩与血中睾丸酮水平降低，使性欲减退，精子畸形和阳痿。但偶尔饮少量酒，低度酒无大碍。吸烟会导致人体末端血管栓塞，严重者会产生闭塞性脉管炎，且可致阴茎血管供血不足而阳痿。目前认为，阳痿有四个因素易于诱发：吸烟、糖尿病、胆固醇过高与高血压，吸烟居首位。

(3) 防患于未然

要学会自我保健，多学点卫生常识，对老年人多发病常见病要有所认识，这样在发生某种病时能及早发现，做到无病早防，有病早治，防患于未然。要保持精神愉快、情绪乐观，控制住大喜大悲，保持内心平衡。过分的思考、过劳才休息、过饥才进食、病重才就医，均是不智之举，均不利于健康长寿与推迟性机能衰退。

（4）节制房事

“节欲”则是辨证地提出性生活的适度、节制，于人体有着重要养生意义。正如古人所云“房中之事，能生人，能煞人，譬如水火，知用者，可以养生；不能用之者，立可尸矣。”这些话告诫世人，房事应有所节制。

节欲保精：节欲保精不但利于健康长寿、保持正常性功能，而且是优生优育的首要保证。

切忌房事不节：房事不节，一指不节制，纵欲无度，二指不懂房事宜忌，房事不谨慎。中医历来认为房事不节，劳倦内伤是导致疾病的重要因素。

（5）房事保健原则

行房卫生；

行房有度；

晚婚少育：中国古代养生家历来主张“欲不可早”。

第十章　娱乐与心情

娱乐活动内容丰富，形式多样。如琴棋书画、花木鸟鱼、旅游观光、艺术欣赏等均属之。

娱乐养生系指通过轻松愉快、活泼多样的活动，在美好的生活气氛与高雅的情趣之中，使人们舒畅情志、怡养心神，增加智慧、动筋骨、活气血、锻炼身体，增强体质，寓养生于娱乐之中，从而达到养神健形，益寿延年的目的这种养生方法。

娱乐养生是将养生与娱乐巧妙相结合的一种完善形式，养、乐结合，寓养于乐，故有身心兼养的作用。

娱乐养生注意事项：

①因人而宜；

②只求调养：保持轻松愉快的心情，只求调养身心，切勿争强好胜，勿做力不从心的活动，以免伤害身体。

③和谐适度：娱乐养生的方法很多，本文谨就琴棋书画、花木、旅游、垂钓的内容简述之。

1. 巧用琴、棋、书、画放松心情

(1) 琴与音乐

琴是我国一种古老而富有民族特色的弹弦乐器，因它常与瑟一起演奏，故常琴瑟并称。琴瑟之音，即指音色优美动听的乐曲，若从广义上讲，就是指音乐。

音乐，可以欣赏，可以自娱，包括唱歌与演奏乐曲。欣赏音乐可以使人情绪改变，而弹拨或唱歌则不仅可以调节情志怡养心神，还可直接宣泄情绪。

养生的音乐，只能是文明健康、美妙动听而感人的音乐，最好酌情选乐。消极颓废的音乐则非养生所宜。

①养生道理

抒发情感，放松心情；

调和血脉，怡养五脏；

动形健身。

现代医学研究表明，音乐的活动中枢在大脑皮层右侧颞叶。轻松、欢快的音乐促使人体分泌一些有益于健康的激素、酶、乙酰胆碱等活性物质，从而调节血流量与兴奋神经细胞，音乐还可以改善人的神经系统、心血管系统、内分泌系统和消化系统的功能。

人体有种种周期性生理节律，如心跳、呼吸、胃肠蠕动等，统称为生物节律。正常的生物节律，都有稳定的周期，各种生物节律之间构成同步的或协调的关系。人体的这些生物节律时刻保持着与大自然的昼夜、年月、季节、温度、气压、磁场等自然节律的协调关系，处于同步状态，如果这种相互关系遭到破坏，人体就会产生不适或疾病。音乐的旋律与节奏在快慢变化起伏跌宕之中，可以起到调节人体生物节律的作用，故而对身心健康有益。

②注意事项

欣赏音乐应酌情选择曲目；
根据个人的爱好选择曲目；
注意情绪的变化。

（2）弈棋

我国棋类很多，如围棋、象棋、军棋等：

①养生道理

养性益智；
锻炼思维；
放松心情。

②注意事项

饭后不应立即弈棋；
不要时间过久，更不要挑灯夜战；
不要情绪波动；
只求调养。

（3）书画

书指书法，画指绘画。习书作画系指自己动手，或练字或作画，融学习、健身与艺术欣赏于一体。书画欣赏，在艺术美的享受之中，达到养生健身的目的。

①养生道理

调血气，通经脉；
静心宁神，放松心情。

②注意事项

劳累或病后，不必强打精神书画；
大怒惊恐或心情不舒，不宜立刻写字作画。
饭后不要立刻写字作画：
“功到自然成”，不可操之过急，要持之以恒，坚持经常练习。

2. 科学旅游放松心情

历代养生家多提倡远足郊游。

①养生道理

领略自然风光，呼吸新鲜空气；
陶冶性情，增长知识；
锻炼体魄，有人认为脚掌为人体的“第二心脏”；
放松心情，精神享受。

②旅游健身原则与注意事项

酌情选季节；
根据人的气质不同选择旅游项目；
特别要注意安全，避免发生意外；

不可过劳，应劳逸结合。

注意传染病的预防。

3. 观赏花木、垂钓放松心情

（1）花木

①养生道理

花木不仅在于其形、色美化环境，使人心情舒畅，特别其芳香能令人心醉神往，而且种植花木还能促使人不断学习有关知识，掌握新技术，更可以活动筋骨，丰富生活情趣。调畅情志，活动筋骨，具神、形兼养之功。

科学家研究证明，每日到园林或绿色地带活动，可使耐力增加15%，使消除疲劳的时间缩短80%，在绿色的花园里，皮肤温度可降低1℃～2℃，脉搏每分钟减少4～8次，呼吸慢而均匀，血流减慢，紧张神经可以松弛下来，嗅觉、听觉与思维活动的灵敏性得到增强。据研究发现，树叶可吸收声波，减低噪音；绿色还可调节神经的疲劳，保护视网膜，同时还有缓和神经紧张、使人安静的效能。现代人的生活，无不受噪音灰尘所染，如若能培养养花的爱好，在庭院或阳台种些树木，养植草坪，盆栽花草，户外的体力劳动，既可调剂生活，美化环境，又能学到一些科学技术知识，提高艺术文化的素养，增添家庭乐趣。

鲜花不仅以它的颜色令人赏心悦目，更主要的是，在花的香味中，含有一种既能净化空气、又能杀菌灭毒的物质——芳香油。当芳香油的气味和人的鼻腔内的嗅觉细胞接触时，立即通过嗅觉神经传递到大脑皮层，使人产生“沁人心脾”的快感。令人气顺意畅，血脉调和。据研究，不同的花朵，能产生不同质的芳香油。如萝卜花、南瓜花的香味，可治疗糖尿病；天竺花香味可镇静神经，促进睡眠，并有良好的健脑作用；豆蔻花的香能治胃病；苏合花香对高血压、冠心病很有疗效。另据研究发现，有些花，如仙人掌、文竹、秋海棠等还可以分泌出植物杀菌素，使某些细菌致死。

②养花健身的原则

因室养花；

注意观察，随时更换；

抛弃防毒、含毒与促癌植物；

选择健康观赏植物。

（2）垂钓

①养生道理

锻炼身体；

陶冶情趣；

练意养神；

放松心情；

磨炼意志。

②注意事项

风湿病患者不宜垂钓，因近水导致病情加重，身体不适。

注意安全；

时间适度；

癫痫患者最好不要垂钓。

不要久坐，定时活动。

第十一章　古代名人、经典对放松心情的论述

1.《周易》放松心情精要

《周易》内容广博宏大，无所不备，既有天道规律、地道法则，也有人道准则。《周易》被视为中国哲学与文化的源头活水，阐释了自然、社会、人生道理等，其众多的重要命题对后世养生学有着根蒂性的贡献。

（1）天人合一

这是《周易》哲学思想的核心。《周易》以乾坤二卦为始描述自然现象，乾为天、坤为地，天地定位，万物乃生。万物产生以后，才有了男女、夫妇，然后才制定出父子君臣上下之礼，形成人类社会，将人事附于天道，把对自然界的分析推广到人类社会，体现出天人同源之理。《说卦·传》明确阐述圣人作《易》之目的乃是要求人们合天道而顺天义，效法自然规律。这种天人合一的哲学观，为认识人之本性与规律，修身养性以保健康长寿提供了可靠的依据。因此，它主张人应该主动适应自然，顺从自然规律活动，即要达到“天人合一”的状态。而协调阴阳，把握阴阳平和，保持体内精气的和谐，正是中医养生整体观的基本原则。

大自然是轻松无忧的，启迪人们应顺从自然放松心情。

（2）八卦顺逆

《易·系辞》构划出先天八卦图，乃宇宙、人体及事物形成和发展的总模式。此图自内向外为顺，说明事物按次序发展；此图自外向内为逆，说明事物反此方向发展，故顺逆是一对哲学范畴，代表事物发展反正的辩证关系，意义甚广。顺逆，可代表有无、繁简变化，顺即由无到有、由简至繁，逆即由有到无、由繁至简；可代表动静变化，顺即由静而动，逆即由动而静；可代表分合变化，顺即一分为二、二分为四、四分为八，合即八合为四、四合为二、二合为一。因此，顺逆可广泛用于多学科领域，体现在养生之中，可分为顺逆两大方法：一为顺式养生法，如顺应人身阴阳、顺应社会和顺应自然，顺之则保全真气、免遭邪害，这是养生的根本；二为逆式养生，即颠倒生命发展过程，其意并非违背生命规律，而是更高程度的顺应生命规律，如延缓生命衰老，甚至转逆为返老还童。肝主疏泄，只有放松心情，肝的疏泄功能才能正常，而只有在肝的疏泄功能正常的情况下顺逆才能正常，所以，中医养生高度重视放松心情。

（3）潜龙勿用

《乾卦·初九》曰："潜龙，勿用"。以龙的潜伏、隐而不见的特性，告诫人们要放松心情，处事当静而不动，不可妄为，以伺时机。联系到人，之所以具有生机、富于生命力，是因为阴精阳气似潜龙而伏藏于体内，保持相对平衡状态的缘故。据此，这就是中医养生学"精神内守"观点的源头。

（4）艮趾无咎

《艮卦·初六》曰："艮其趾，无咎，利永贞。"提示人们对脚趾受伤这样的小毛病，也要给予足够的重视，以防止大的疾病与灾难。《易·系辞下》曰："君子安而不忘危，存而不忘亡，治而不忘乱，是以身安而国家可保也"，处处体现了居安思危的思想，成为中医未病先防、防微杜渐以预防为主的养生观的基础。养生的本质"治未病"，也是来源于这一思想。人有病自然心情紧张，"治未病"是使人们放松心情的重要措施之一。

（5）反身修德

《周易》尤为重视道德修养，《坤卦·彖传》曰："至哉坤元，万物资生，乃顺承天，坤厚载物，德合无疆。含弘光大，品物咸亨。"坤卦象征着纯阴的品格，坤的品格在于顺，顺承上天，并以其似大地般的厚实承载万物，包孕一切，使万物各自亨通。与乾卦纯阳的品质相比，坤体现于柔顺、安静、稳重、宽广、包容等方面，这也是人所应具有的品德。《蹇卦·象辞》指出："君子以反身修德"，通过道德的提升来保养精神，使人放松心情，处于良好、愉悦的心境之中，这正是养生所求的精神状态和思想境界。养生中"大德必得其寿"的德行修养以延年的观点，正是《周易》思想的延续。

2. 道家放松心情精要

老子、庄子为代表的道家学说，以自然天道观为主要内容，它不仅是中国传统文化的哲学基础，而且对中医学许多观点与基本概念的形成也起了重要的作用，尤其是与中医养生理论有着直接的关系。

(1) 养生贵在保养“精气神”

道家养生思想中特别重视“精气神”。以气为构成万物之要素，决定其生成与毁灭，《庄子·知北游》曰：“人之生，气之聚也，聚则为生，散则为死”；以精之充盛作为健康长寿的关键，《管子·内业》曰：“精存自生，其外安荣”；以神为精气相合之体现、生命活动之外象，老子曾指出：“神得一以灵”。由于精气神的重要，故老子对此强调一个“啬”字，寓有爱惜之意，精足气充神旺方能使生命之根本巩固。道家所提出的“精、气、神”概念，为中医养生理论的创立奠定了基础，《黄帝内经》所提出的精、气、神乃人身“三宝”，即是从道家重在保养“精、气、神”的基础上发展起来的。放松心情正是保养“精气神”的重要一环。

(2) 顺乎自然、清静无为

自然无为是老子哲学“道”的重要观念，他在论道的基础上提出天道和人道两大法则，并认为人道应效法天道，《老子·二十五章》曰：“人法地，地法天，天法道，道法自然”。可见，天地万物的发生发展，有其必然趋势，主张顺其自然，反对人为干扰、征服和破坏，此乃天道无为；而人道也要依乎天理，提倡“清静无为”的处世哲学，要求人们少私寡欲，反对人为的自益其生，过度追求物质享受，此乃人道无为。天道与人道之无为相合，可使养生达到天人玄同的境界。启迪人们应顺其自然，放松心情。

（3）返璞归真、柔弱为贵

道家崇尚返璞归真。《老子》中多处言及“婴儿”“赤子”，如“常德不离，复归婴儿”等。其意有二：一则希望人们内心清净明澈，回复到人生最初的单纯状态，保持孩童时代的自然天真、质朴无邪，养生追求精神上的超脱与自由，而只有放松心情才能达到如此境界；二则由婴幼儿的新生与柔弱告诉我们，微小的事物会逐渐发展壮大而走向胜利，幼小柔弱的东西却富有生命力，反之，事物强大了就会走向衰弱，人体生长到极限就会衰老乃至死亡。启迪人们即使在困境之中也不要悲观与精神紧张，要放松心情，要懂得“贵柔”之理。此乃道家“贵柔”的立身之道，老子曰：“坚强者，死之徒；柔弱者，生之徒”。

（4）气功导引、形神兼养

养生主张以静养神、以动养形。道家汲取了春秋以前宣导养生术的精华，创立了一套顺乎自然的气功养生法，《老子》就被称为气功养生的宏观论著，其“贵柔’，“守雌”的思想指导了气功养生学的发展。《庄子》则集先秦气功养生之大成，逐渐形成了以导引、吐纳为主要方法的体系，《庄子·刻意》曰：“吹呼吸，吐故纳新，熊经鸟申，为寿而已矣，此道引之士，养形之人，彭祖寿考者之所好也”。可见，导引最初又称作“道引”，通过吹而调节呼吸与周身之气；通过模仿熊攀树而悬空、鸟飞翔而伸展之式，来导气令和、引体令柔。这里向我们展示的是一种呼吸与躯体运动、动静相合的方法。气功养生法有利于放松心情。

3. 儒家放松心情精要

以孔孟为代表的儒家，宣扬仁义礼乐之教，对我国政治、文化和教育都产生了莫大的影响。儒家思想对中医的影响，鲜明地体现于中医文化的人文内容，最突出的一是医德，将“仁”贯穿于“医”中；二是学风，注重“学”与“思”的结合。其论养生，则与修身、处世等伦理密切相关。

（1）倡修身养性，重道德情操

儒家思想以“仁爱”为核心，其主要内容是“仁者爱人”。体现在医学上，要求医者以仁爱精神施医救人；体现在养生上，倡导养心葆神，注重仁、义、礼、智、信等道德修养，将追求至善至美的道德情操及人的自我完善作为养生的最高目标。认为只有知识丰富、道德高尚、举止持重、坦荡豁达、顺应自然而形神共葆，方能健康长寿，即所谓“仁者不忧”“仁者寿”，说明修身养性与长寿二者相辅相成。道德愈高尚，心情愈放松、舒畅。

（2）处事不偏不倚，行为中庸中和

儒家思想以“中庸”为行为准则，孔子《论语》中最先提出“中庸”的范畴。迄后，其孙孔伋作《中庸》，指出：“喜怒哀乐之未发，谓之中；发而皆中节，谓之和。中也者，天下之大本也。和也者，天下之达道也。致中和，天地位焉，万物育焉”，宋·朱熹的《中庸章句》也云：“中庸之中，实兼中和之义”。二者皆把“中”与“和”相联系，由

“中庸”进而提出“中和”的概念。“中”指不偏不倚、无太过无不及；“和”指合乎节度；“中”是天下之本根状态，“和”是天下最终的归宿，达到中和是一切事物运动变化的根本目的。中医学也认为，中和是生命整体维持平衡稳定、生存延续的必要条件。处事不偏不倚，行为中庸中和利于放松心情。

(3) 重生活起居，调饮食五味

孔子首论起居养生。《论语·乡党》指出：“食不语，寝不言”，谓不注意饮食起居会影响健康，反对“寝处不时”“劳逸过度”。集思想家、政治家、教育家与儒家创始者于一身的孔子喜欢音乐、垂钓、射箭、游览大好河山，留下“仁者乐山，智者乐水”之说。儒家思想还体现于其饮食观上：其一，强调饮食“守礼”，《论语·乡党》提出“八不食”的饮食礼制，总体精神是强调饮食卫生与习惯；其二，强调饮食无过、无偏，讲究食物配伍，在《周礼》、《仪礼》、《礼记》三部儒家经典著作中，蕴含了大量的饮食文化思想，《周礼·天官》中记载了王室饮食、《礼记·内则》记载饮品及食物有几十个品种。可见，儒家饮食观主张杂合而食，从中获取多种营养，以补充生命所需。重生活起居，调饮食五味利于放松心情，如游览大好河山就是放松心情的一种好方法。

4. 释家（佛家）放松心情精要

佛教并非我国的本土宗教，其发源于古印度，一般认为自东汉明帝永平十年（公元67年）进入中国并迅速传播。经三国两晋至南北朝，佛学的翻译与研究日渐发达，与中国原有的儒、道互相渗透、涌合，就形成了一种具有新特色的中国化佛教，以致成为与儒、道并举的三大宗教之一，隋唐乃中国佛教的鼎盛时期。佛学本身所蕴含的与佛教教义相结合的养生思想、观点与方法，对中医养生自然也产生了一定的影响。

佛界的基本特征是以摆脱现世苦海为中心，现实个体生命因此在一定程度上被忽视，这就决定了佛界不可能明确提倡养生，更不可能崇尚长寿。但佛界的某些教义与修行方法，客观上却具有不同程度的养生意义与价值，且纵观古今，佛界长寿之士不乏其人。

佛教与道教的人生完全不同，佛教对人生的基本认识是“苦”，其终极关怀是从这世界解脱出去、追求寂灭，达到一个永恒的涅磐状态；道教追求的则是生命的永恒，其终极关怀是长生久视或飞升成仙，似乎更具积极性与富有生命意义。然而，事实是那些置生死于度外，以脱离苦海为目标，生活淡泊艰苦的佛教高僧们往往长寿，这就使人们不得不去探索其中的奥妙了。人心情紧张与害怕死亡有一定关系，而那些置生死于度外，以脱离苦海为目标，生活淡泊艰苦的佛教高僧们，因不怕死，所以放松了心情，是其往往长寿的重要原因之一

众多佛经指出，致病之因有自身因素及饮食、环境、五脏生患、情感等。养生应：身体和谐，认为人是由地（骨肉）、水（血液）、火（体温与热量）、风（呼吸）四大元素和合而成，四者调和则健康无病；自戒自律，佛家有五戒、十戒等，以此约束对酒、色、食、财的欲念；与环境互存，重视生存环境的清幽秀美、生活的淡泊宁静；倡健身功，创达摩《易筋经》为佛门益身功法等。

佛教对中医养生学影响最大的莫过于其“禅定”。禅定，又称参禅，取静中求思之意。其对中医养生的意义：一是清静调神、调心，使各种意念归于静止，充分放松心情；二是参禅，实为一种佛家气功，从中进一步丰富中医养生的内容。

佛教的思想、行为方式、精神追求等看似消极，而实际上却蕴藏着

深刻的养生奥妙，其积极的一面经历代医家吸取，已改变了它特有的宗教内涵，逐渐被纳入传统养生学中。

5. 《内经》对放松心情的论述

（1）简介

养生，就是保养生命的意思。是研究增强体质，预防疾病，以达到延年益寿、尽终其天年的理论和方法。《内经》的养生学说，突出了“不治已病治未病”的预防思想，并以“渴而穿井，斗而铸锥”为比喻，来阐明治未病的重要意义。养生学说，是研究保持身体健康以延年益寿的理论、原则和方法的一门学问。

《内经》的养生学说，就是在“天人相应”的整体观念理论指导下形成的，故具有以下特点：①把顺应自然作为养生的重要原则。提倡要“顺四时而适寒暑”，“服天气，而通神明”，并提出了“春夏养阳，秋冬养阴”的原则。认为对于自然界阴阳的变化，“逆之则灾害生，从之则苛疾不起”。②尤其把调摄精神情志作为养生的重要措施，强调要“恬淡虚无”，“积精全神”，“精神内守”，使“形体不蔽，精神不散”。如《素问·上古天真论》所说：“恬淡虚无，真气从之，精神内守，病安从来”。又如《素问·四气调神大论》提出的“使志无怒，……使志安宁，……无外其志，……使志若伏若匿，若有私意，若已有得”等等，都是强调以内因为主，重视放松心情的养生方法。③重视保养正气在养生中的主导作用，认为“正气存内，邪不可干”，指明各种养生方法都应以保护和强壮正气为基本原则，以达到“僻邪不至，长生久视”“形与神俱，而尽终其天年，度百岁乃去”。

（2）重视调摄精神，强调放松心情

【原文】素问·上古天真论篇第一

昔在黄帝，生而神灵，弱而能言，幼而徇齐，长而敦敏，成而登天。乃问于天师曰：余闻上古之人，春秋皆度百岁，而动作不衰；今时之人，年半百而动作皆衰者，时世异耶？人将失之耶？岐伯对曰：上古之人，其知道者，法于阴阳，和于术数，食饮有节，起居有常，不妄作劳，故能形与神俱，而尽终其天年，度百岁乃去。今时之人不然也，以酒为浆，以妄为常，醉以入房，以欲竭其精，以耗散其真，不知持满，不时御神，务快其心，逆于生乐，起居无节，故半百而衰也。

【提要】指出了“上古之人”遵循养生法则，能度百岁乃去；“今时之人”违背养生法则，则半百而衰，以此阐明了人寿命的长短，不在于时世之异，而在于人之是否善于养生，从而突出了养生对于却病延年的重要性。指出了一些养生的重要原则，为中医养生学奠定了理论基础。

【原文】夫上古圣人之教下也，皆谓之虚邪贼风，避之有时，恬淡虚无，真气从之，精神内守，病安从来。是以志闲而少欲，心安而不惧，形劳而不倦，气从以顺，各从其欲，皆得所愿。故美其食，任其服，乐其俗，高下不相慕，其民故曰朴。是以嗜欲不能劳其目，淫邪不能惑其心，愚智贤不肖，不惧于物，故合于道，所以能年皆度百岁而动作不衰者，以其德全不危也。

【提要】指出对自然环境，要“虚邪贼风，避之有时”；对人体本身要“恬淡虚无”，“精神内守”。只有这样，才能使“真气从之”，达到“病安从来”之目的。这种既重视精气神的调养，注重放松心情，又积极防御外来邪气的观点，是中医学养生的主导思想。

【原文】四气调神大论篇第二

春三月，此谓发陈，天地俱生，万物以荣，夜卧早起，广步于庭，被发缓形，以使志生，生而勿杀，予而勿夺，赏而勿罚，此春气之应，养生之道也。逆之则伤肝，夏为寒变，奉长者少。夏三月，此谓蕃秀，天地气交，万物华实，夜卧早起，无厌于日，使志无怒，使华英成秀，使气得泄，若所爱在外，此夏气之应，养长之道也。逆之则伤心，秋为痎疟，奉收者少，冬至重病。秋三月，此谓容平，天气以急，地气以明，早卧早起，与鸡俱兴，使志安宁，以缓秋刑，收敛神气，使秋气平，无外其志，使肺气清，此秋气之应，养收之道也，逆之则伤肺，冬为飧泄，奉藏者少。冬三月，此谓闭藏，水冰地坼，无扰乎阳，早卧晚起，必待日光，使志若伏若匿，若有私意，若已有得，去寒就温，无泄皮肤，使气亟夺，此冬气之应，养藏之道也。逆之则伤肾，春为痿厥，奉生者少。

【提要】论述了四时生长收藏的规律，以及顺从四时而养生的方法，阐明人体必须随着四时之气的变化来调养精神意志，使心情放松，才能防止疾病的发生，保持身体健康。这种观点，既体现了中医学“天人相应”的整体观念，又说明中医学的预防思想于养生方法是融为一体的。

6. 孙思邈放松心情精要

孙思邈是我国隋唐时期著名的医药学家，在我国医学史上成就卓著，千百年来，后人一直尊称他为“医圣”、“药王”，享有崇高的声誉。

孙思邈（541～682年），自号孙真人。京兆华原（今陕西省耀县孙家塬）人。孙氏出生于耀县县城东北，距城约十五华里的孙家塬村。该村地处黄土高原的腹心，周围有许多深沟大壑，土地瘠薄，天旱缺水，当地人民的生活非常艰苦。他小时候，身体瘦弱而多病，因而“幼遭风冷，屡造医门，汤药之资，罄尽家产”。当时的中国大地，历经南北朝以来战乱的苦难，民不聊生，疫病流行，统治者争权逐利，置百姓生死于不顾。幼年的痛苦经历，使孙思邈看到了疾病对人们的严重危害，从而萌发了学医的愿望，立志以医为业，掌握治病救人的本领，为广大贫苦的人民群众解除病痛。他临证之余，著书立说，将自己的见解和临证经验，撰写成《备急千金要方》和《千金翼方》两书，虽名为方书，实乃各科兼备、理法具备的医学巨著。

孙思邈不仅是一位伟大的临床医药学家，而且又是一位著名的“摄生养性”学家。他尊重推崇历代贤人，诸如黄帝、岐伯之对话、扁鹊、抱朴子、嵇康等人之学说，摘其精华及养生长寿之实例，结合自己晚年的养生经验，对如何摄生养性作了系统全面的总结。他能颐养天年，度百岁乃去，是他“养性”理论成功的明证。

关于养性，孙思邈认为：“夫养性者，欲所习以成性……性既自善，内外百病皆悉不生”（《备急千金要方·养性序》）。阐明养性就是养成良好的习性，以期却病延年。他认为：“神仙之道难致，养性之术易崇”（《千金翼方·养性序》）。他继承并发展了《内经》摄生养性的观点，且依据自己的实践经验提出了许多新的可贵见解和措施，使之更加系统、具体和完善。“养性之术易崇”，是说人们在日常生活之中，只要留心观察养性之术，身体力行，每个人都是可以做到的。他的摄生养性论概括起来有多个方面，调节七情是其摄生养性论之一。

孙思邈认为：“不知养性之术，亦难以长生。”一贯主张保持放松心情与精神愉快。“莫忧思，莫悲愁、莫大惧”，“勿汲汲于所欲、勿涓涓怀忿恨”。并根据前人的经验、自己的实践，总结出“十要”，“十二莫’、“十二少”，忌“十二多”。

“十要”为养性之大要：“一曰啬神，二曰爱气，三曰养形，四曰导引、五曰言论、六曰饮食、七曰房室、八曰反俗、九曰医学、十曰禁忌”。

“十二莫”是“莫强食、莫强酒、莫强举重、莫忧、莫思、莫大怒、莫悲愁、莫大惧、莫跳踉、莫多言。勿汲汲于所欲，勿涓涓怀忿恨，皆损寿命”。当然他讲的莫大怒、莫悲愁等，并不是说让人成为一个没有喜怒哀乐的枯木。只是要求人们能掌握分寸，“无多无少，几于道矣”，即不要过分地滥用感情，以不伤害身体为度，就接近于“道”了。

精神养生总纲：“十二少”，即“故善摄生者，常少思、少念、少事、少语、少笑、少愁、少乐、少喜、少怒、少好、少恶行。”孙思邈强调说：“十二少者，养性之都契也。”“都契”就是总纲，即养性者精神素养的总纲。其十二少中的“少”，只是不多、适度的意思。

“十二多”为丧生之本，即“多思则神殆，多念则志散，多欲则志昏，多事则形劳，多语则气乏，多笑则脏伤，多愁则心摄，多乐则意溢，多喜则忘错昏乱，多怒则百脉不定，多好则走迷不理，多恶则憔悴无欢，此十二多不除，则荣卫失度，血气妄行，丧生之本也”。

上述“十二少”与“十二多”亦是孙氏对心理因素与社会困素对人体不良影响的高度概括和总结。故他提出“惟无多无少者，几于道矣”，“欲所以习以成性”，“性既自善，内外百疾皆悉不生”。“如果不知其术，则纵服玉液金丹，未能延寿。”保持一个“于物平等”、“思无邪”的心态，也至关重要。他认为，“既屏外缘，会须守五神、从四正，最不得浮思妄念。心想欲事，恶邪大起。”“凡心有所爱，不用深爱；心有所憎，不用深憎，并皆损性伤神。亦不用深赞，亦不用深毁，常须运心于物平等。如觉偏颇，寻改正之。”他还指出，“居贫勿谓常贫，居富勿谓常富。居贫富之中，常须守道，勿以贫富易志。识达道理，似不能言，有大功德。”他要求人们，“勿自矜自伐。美药勿离手，善言勿离口，乱想勿经心。常以深心至诚，恭敬于物，慎勿诈善。以悦于人，终身为善。”

养性“大经”。有了这些精神素养的总纲还不够，而且要能把它付诸实践，习以为常，成为习惯，坚持下来。故孙思邈在《备急千金要方·养性序》中曰："大养性者，欲所习以成性。性自为善，不习无不利也。性既自善，内外百病皆恶不生，祸乱灾害亦无由作。此养性之大经也。"这就是说，养性者要养成良好的习惯，习惯养成就是不注意也会自然做到。有了好的习惯，各种疾病与灾祸就不会发生了。这是坚持精神素养的要点，所以它就是"大经"。经者，道也。养生除了这条正道别无捷径可走。孙思邈提出这一套完整的养性素养理论，可以说，较之前人更加完备而多创新，是放松心情的光明之路。

7.《老老恒言》对放松心情的论述

《老老恒言》又名《养生随笔》，清代著名养生学家、文学家曹庭栋著，是一部养生学专著。该书集清以前中医养生学理论之大成，是老年养生的经典著作之一。在我国社会进入老龄化的今天，仍更具有现实的指导意义，是中医养生教学、临床、科研工作者及老年人的必读之书。

(1)《老老恒言》与作者

曹庭栋（1700～1785），生于清康熙三十八年十一月二十五日（1700年1月3日），卒于乾隆五十年（1785）。庭栋，一作廷栋，小名辛曾，字楷人，号六圃（又作六吉），清文学家，嘉善（今属浙江省）人。曹庭栋家境殷实，"家世文学，侍从相继，鼎贵者百余年"。他"少嗜学工诗"，博览群书，善文墨，著述颇丰，中年后绝意仕进，乾隆年间举孝廉不就。而于居所堆土为山，环植花木，名"慈山"，自号慈山居士。时或弹琴赋诗，写兰石、摹篆隶以自娱。50岁后专事著述，所坐木榻，穿而复补。性旷达，晚自营生圹，手植梅花成林。善于养生，“随事、随物留心体察，闲披往籍，凡有涉养生者，摘取以参得失”，博览群书，参考历代文献达300余种，并结合自己的切身体会，在乾隆三十八年（1773），写成《老老恒言》五卷。前4卷从饮食起居等日常生活论述老年养生之道，第五卷为粥谱说。

该书问世以来，以其鲜明的养生观点，极高的应用价值，深受医家及养生家的推崇，被视为健康“至宝”。

《老老恒言》版本颇多，主要有：①清·乾隆三十八年癸巳（1773）自刻本；②同治九年庚午（1870）重刻本，称为宝善堂刻本；③光绪四年戊寅（1878）秀水孙氏望云仙馆刻本；④1928年上海鸿章书局文瑞楼石印本，更名为《养生随笔》。

曹庭栋除著有《老老恒言》外，还著有《易准》、《昏礼通考》、《孝经通释》、《逸语》、《琴学内篇》、《宋百家诗存》、《庐鹤亭诗集》等，所著《宋百家诗存》被收入《四库全书》，《老老恒言》、《易准》、《孝经通释》、《昏礼通考》等于《四库全书》均有存目。

（2）主要学术特色

《老老恒言》汇集各家养生思想，并结合作者自己的切身体会，总结编纂而成的著名养生学专著。此书分别从饮食起居、精神调摄、运动导引、服药卫生、预防疾病等方面，阐述老年养生的指导思想和具体方法。作者养生理论始终贯穿、推崇“道贵自然”的思想，一贯主张养生应顺应自然，生活习惯应合四时阴阳，并且紧密结合老年人自身的特点，把养生寓于日常生活琐事之中。该书养生思想和方法主要体现在以下几个方面。

①调理饮食，固护脾胃

作者认为老年人脏腑功能衰弱，脾胃薄弱，故调理脾胃，节制饮食尤为关键，“节制饮食、味宜清淡”是饮食养生的基本要求。作者主张饮食宜少量多餐，宁少毋多。“凡食总以少为有益，脾易磨运，乃化精液，否则极补之物，多食反至受伤，故曰少食以安脾。”饮食过饱，则易滞脾气，阻碍脾胃之运化功能。还认为饮食宜清淡，五味忌杂。他主张夏至以后，秋分以前，最应调理脾胃，勿进肥甘厚味，因此时“外则暑阳渐炽，内则微阴初生，”这是根据《内经》“味厚为阴，薄为阳，厚则泻，薄则通”的理论提出的观点。饮食五味太杂则容易损伤胃气。同时他还非常注重以粥养脾胃，认为“粥能益人，老年尤宜。”尤其是“病中食粥，宜淡食，清火利水，能使五脏安和。”

②顺应四时，起居有常

《内经》云：“智者之养生也，必顺四时而适寒暑。”作者认为饮食起居须根据四时阴阳变化的规律，做到起居有常，随时审量，“衣可加即加，勿以薄寒而少耐；食可置即置，勿以悦口而少贪。”同时要注意四时邪气，避之有时。如夏天刮北风，冬天刮南风，均为四时异气，应“凉即添衣，温毋遽脱”，随时调节，以避免不时之邪气伤人。

③修心养性，清心寡欲，以放松心情

作者非常重视养静的重要性，认为“养静为摄生首务”。《内经》曰：“阴精所奉其人寿，阳精所降其人夭。”养静之法，当先静心，清心寡欲，淡泊名利；养静最忌伤怒，故应勿就喧哗，避免议人长短，正如《广成子》所谓：“无视无听，抱神以静，形将自正。”无事时，一室默坐，常以目视鼻，以鼻对脐，调匀呼吸，以宁心安神。同时作者主张动静结合，结合气功导引以安神定志。此外还分别从睡眠、昼卧、夜坐等来说明养静的理论和方法。

④日常所用，以舒适为要

卷三对书室、书几、坐榻的布置，对手杖的选择、衣帽鞋袜的缝制等日常用品选择详予论述，主张舒适实用为度。书室应取向南，“秋冬垂幕，春夏垂帘”。书几宜长宽任意，以适用为宜。“杖可步履借力，使手足相顾，行不急躁”。衣服“惟长短宽窄，期于适体”，“其厚薄酌乎天时”……，介绍了多种从生活常用之品的选择提出保健养生、提高生活质量的方法。在卷四中作者还从卧房、床、帐、席、被、褥、便器等的制作，来说明如何适应自身养生的需要。有许多关于日常用品的制作方法，切合实用，仍值得现代人借鉴。

⑤运动养生，流水不腐

运动、导引能使血脉流通，起到却病延年之目的。“拂尘涤砚，焚香烹茶，插瓶花，上帘钩，事事不妨身亲之，使时有小劳，筋骸血脉，乃不凝滞。所谓流水不腐，户枢不蠹也。”认为散步、导引都是养生防病之法。“坐久则络脉滞，居常无所事，即于室内，时时缓步，盘旋数十匝，使筋骸活动，络脉乃得流通。”

⑥未病先防，用药宜慎

养生主张未病先防，既病注重食疗，慎用丹药，如用而不当，反至为害。认为“以方药治未病，不若以起居饮食调摄于未病”。即使老年偶患小病，应首先饮食调理，使腹常空虚，则经络易于转运，元气易于恢复，则疾病自愈。例如病中食粥，宜淡食，清火利水，能使五脏安和，患泄泻者尤验。即病之后，必先自己体察。有病不可乱投药物，更不可迷于经书所言。要师古而不泥古，批判地接受前人思想。

总之，《老老恒言》是历代养生思想及经验的总结，内容广博，经史子集无所不涉，日常生活的各个方面多有所及。

(3) 通过安寝、昼卧、夜坐、燕居、省心等方法放松心情

安寝

少寐乃老年大患。《内经》谓卫气不得入于阴，常留于阳，则阴气虚，故目不瞑。载有方药，罕闻奏效。《邵子》曰：寤则神栖于目，寐则神栖于心。又曰：神统于心，大抵以清心为切要，然心实最难把捉，必先平居静养，入寝时，将一切营为计虑，举念即除，渐除渐少，渐少渐无，自然可得安眠。若终日扰扰，七情火动，辗转牵怀，欲其一时消释得乎！

《南华经》曰：其寐也魂交；养生家曰：先睡心，后睡目。俱空言拟议而已。愚谓寐有操纵二法：操者，如贯想头顶，默数鼻息，反观丹田之类，使心有所着，乃不纷驰，庶可获寐；纵者，任其心游思于杳渺无朕之区，亦可渐入朦胧之境。最忌者，心欲求寐，则寐愈难，盖醒与寐交界关头，断非意想所及。惟忘乎寐，则心之或操或纵，皆通睡乡之路。

《语》曰：寝不尸。谓不仰卧也。相传希夷安睡诀：左侧卧则屈左足，屈左臂，以手上承头，伸右足，以右手置右股间；右侧卧反是。《半山翁诗》云：华山处士如容见，不觅仙方觅睡方。此果其睡方耶？依此而卧，似较稳适，然亦不得太泥，但勿仰卧可也。

《记·玉藻》曰：寝恒东首。谓顺生气而卧也。《保生心鉴》曰：凡卧，春夏首宜向东，秋冬首向西。愚谓寝处必安其常，《记》所云恒也，四时更变，反致不安。又曰：首勿北卧。谓避阴气。……按：《家语》曰：生者南向，死者北首，皆从其初也。则凡东西设床者，卧以南首为当。

卧不安，宜多反侧，卧即安，醒时亦当转动，使络脉流通，否则半

身板重，或腰肋痛，或肢节酸者有之。按：释氏戒律，卧惟右侧，不得转动，名吉祥睡。此乃戒其酣寐，速之醒也，与老年安寝之道正相反。

胃方纳食，脾未及化，或即倦而欲卧，须强耐之。《蠡海集》曰：眼眶属脾，眼开眶动，脾应之而动；又曰：脾闻声则动，动所以化食也。按：脾与胃，同位中州，而膜联胃左，故脉居右而气常行于左，如食后必欲卧，宜右侧以舒脾之气。《续博物志》云：卧不欲左胁，亦此意。食远则左右胥宜。觉须手足伸舒，睡则不嫌屈缩。《续博物志》云：卧欲足缩是也，至冬夜愈屈缩则愈冷。《玉洞要略》曰：伸足卧，一身俱暖。试之极验。《杨诚斋雪诗》云：今宵敢叹卧如弓。所谓愈屈缩愈冷，非耶。

就寝即灭灯，目不外眩，则神守其舍。……《真西山卫生歌》曰：默寝暗眠神晏如。亦有灭灯不成寐者，锡制灯笼，半边开小窦以通光，背帐置之，便不照耀及目。

寝不得大声叫呼。盖寝则五脏如钟磬不悬，不可发声，养生家谓多言伤气，平时亦宜少言，何况寝时？《玉笥要览》曰：卧须闭口，则元气不出，邪气不入。此静翕之体，安贞之吉也，否则令人面失血色。

头为诸阳之首。《摄生要论》曰：冬宜冻脑。又曰：卧不覆首。有作睡帽者，放空其顶即冻脑之意。终嫌太热，用轻纱包额，如妇人包头式，或狭或宽，可趁天时，亦惟意所适。

腹为五脏之总，故腹本喜暖，老人下元虚弱，更宜加意暖之，办兜肚，将蕲艾槌软铺匀，蒙以丝绵，细针密行，勿令散乱成块，夜卧必需，居常亦不可轻脱；又有以姜桂及麝诸药装入，可治腹作冷痛。……

兜肚外再加肚束，腹不嫌过暖也。《古今注》谓之腰彩，有似妇人袜胸，宽约七八寸，带系之，前护腹，旁护腰，后护命门，取益良多，不特卧时需之，亦有以温暖药装入者。

解衣而寝，肩与颈被覆难密，制寝衣如半臂，薄装絮。上以护其肩，短及腰，前幅中分，扣钮如常。后幅下联横幅，围匝腰间，系以带，可代肚束。更缀领以护其颈，颈中央之脉，督脉也，名曰风府，不可着冷。领似常领之半，掩其颈后，舒其咽前，斯两得之矣。穿小袄卧，则如式作单者，加于外。《说丛》云：乡党必有寝衣，长一身有半。疑是度其身而半之，如今着小袄以便寝，义亦通。

昼卧

午后坐久微倦，不可便榻即眠，必就卧室安枕移时，或醒或寐，任其自然，欲起即起，不须留恋。《左传》医和之言曰：晦淫惑疾。注：寝过节则惑乱。既起，以热水洗面，则眼光倍爽，加薄绵衣暖其背，则肢体俱觉轻健，乐天诗所谓“一觉闲眠百病消”也。三伏时或眠便榻，另设帐，窗户俱必密闭。

冬月昼卧，当以薄被覆其下体，此时微阳潜长，必温暖以养之。血气本喜温而恶寒，何况冬月。如不以被覆，及起，定觉神色偃蹇，遍体加冷，阳微弗胜阴凝也。

长夏昼卧，醒后即进热饮，以助阳气，如得微汗亦妙，夏为阳极之候，昼宜动，而卧则反静，宣达之所以顺时。

欧阳公曰：介甫常云，夏月昼卧，方枕为佳，睡久气蒸枕热，则转一方冷处，老年虽不宜受冷，首为阳，不可令热。况长夏昼卧，枕虽末节，亦取所宜。

《天禄识余》云：李黄门以午睡为摊饭。放翁诗：摊饭横眠梦蝶床。此惟年壮胃强方可，老年胃气既弱，运动尚虑停滞，必待食久既化，胸膈宽然，未倦犹弗卧，少倦亟就枕，过此恐又不成寐矣。

坐而假寐，醒时弥觉神清气爽，较之就枕而卧，更为受益。然有坐不能寐者，但使缄其口，闭其目，收摄其心神，休息片时，足当昼眠，亦堪遣日。乐天诗云：不作午时眠，日长安可度。此真老年闲寂之况。

当昼即寝，既寝而起，入夜复寝，一昼夜间，寝兴分而二之。盖老年气弱，运动久则气道涩，故寝以节之。每日时至午，阳气渐消，少息所以养阳；时至子，阳气渐长，熟睡所以养阴。东坡诗云：此身正似蚕将老，更尽春光一再眠。若少壮阳气方盛，昼寝反令目昏头重，阳亢也。

夜坐

日未出而既醒，夜方阑而不寐，老年恒有之。黄昏时如辄就寝，则愈不能寐，必坐有顷。坐时先调息以定气，塞聪掩明，屏除杂想；或行坐功运动一番坐功见二卷导引内。《亢仓子》曰：体合于心，心合于气，气合于神，神合于无。夜坐如此，即安睡之妙诀。

五脏之精气，上注于目，坐时灯光照耀，即闭目亦似红纱罩之。心因目动，遂致淆乱神明，须置隐灯，放翁诗所云“小帜幛灯便细书”是也，使光不射目，兼养目力，若灭灯而坐更妥。《楞严经》曰：开眼见明，名为见外，闭眼见暗，名为见内。《荀子》曰：浊明外景，清明内景。意同。坐久腹空，似可进食，亦勿辄食，以扰胃气。《内经》曰：胃不和则卧不安。或略进汤食以暖之。酒更不可饮，气血入夜而伏，酒性动散，两相妨也。夜不食姜亦此意。

剪烛夜话，此少壮之常，老年若不检束，愈谈笑愈不倦，神气浮动，便觉难以收摄。《鲍氏皇极经世注》曰：人之神，昼在心，夜在肾。盖肾主纳气，谈笑则气不纳，气不纳则神不藏，所以终夜无寐，谈笑亦足致之。

夜以更点为候，如更点无闻，何所取准？拈香一炷，或两炷，随其坐之久暂，令每夜同之，则气血之动定有常，入寝始觉安然。四时夜有长短，各酌其宜可也。

予尝有《秋夜诗》云：薄醉倦来禁不得，月光窥牖引人看。凡值月明时，推窗看月，事所恒有，然呼吸间易感风露，为从暖室中顿受凉气耳。《内经》曰：因于风露，乃生寒热。秋月弥佳，尤宜戒看。

夏夜时刻甚短，即早卧仅及冬夜之半，陈传良诗所谓“短夜得眠常不足”。纵未就枕，只宜寝室中坐少顷。至若风檐露院，凉爽宜人，非不快意。但夜气暗寝，每为病根所伏。大凡快意处，即是受病处。老年人随事预防，当于快意处发猛省，又不独此夜坐纳凉之一节也。

夜坐乃凝神于静，所以为寐计耳，按《紫岩隐书》曰：每夜欲睡时，绕室行千步，始就枕。其说却与坐相反，盖行则身劳，劳则思息，动极而返于静，亦有其理。首篇论安寝，愚谓有操纵二法，此夜坐是以静求静，行千步是以动求静，于操纵意相参，可以体验得之。

燕居

养静为摄生首务。五官之司，俱属阳火，精髓血脉，则阴精也，阴足乃克济阳。《内经》曰：阴精所奉其人寿，阳精所降其人夭。降者降服之降，阴不足而受阳制，立见枯竭矣。养静所以养阴，正为动时挥运之用。

《显道经》曰：骨涌面白，血涌面赤，髓涌面黄，肌涌面黑，精涌面光，气涌面泽。光泽必根乎精气，所谓然见于面也。按“精气”二字俱从米，是精气又必资乎米。调停粥饭，饥饱适时，生精益气之功孰大焉?

《记·王制》云：九十饮食不离寝。寝谓寝处之所，乃起居卧室之意。如年未九十，精力衰颓者，起居卧室，似亦无不可。少视听，寡言笑，俱足宁心养神，即却病良方也。《广成子》曰：无视无听，抱神以静，形将自正。

心者神之舍，目者神之牖。目之所至，心亦至焉。《阴符经》曰：机在目。《道德经》曰：不见可欲，使心不乱。平居无事时，一室默坐，常以目视鼻，以鼻对脐，调匀呼吸，毋间断，毋矜持，降心火入于气海，自觉遍体和畅。

《定观经》曰：勿以涉事无厌，故求多事，勿以处喧无恶，强来就喧。盖无厌无恶，事不累心也。若多事就喧，心即为事累矣。《冲虚经》曰：务外游，不如务内观。

心不可无所用，非必如槁木、如死灰，方为养生之道。静时固戒动，动而不妄动，亦静也。道家所谓“不怕念起，惟怕觉迟”。至于用时戒杂，杂则分，分则劳，惟专则虽用不劳，志定神凝故也。

人借气以充其身，故平日在乎善养，所忌最是怒，怒心一发，则气逆而不顺，窒而不舒，伤我气，即足以伤我身。老年人虽事值可怒，当思事与身孰重，一转念间，可以涣然冰释。

寒暖饥饱，起居之常。惟常也，往往易于疏纵。自当随时审量，衣可加即加，勿以薄寒而少耐；食可置即置，勿以悦口而少贪。《济生编》曰：衣不嫌过，食不嫌不及。此虽救偏之言，实为得中之论。

春冰未泮，下体宁过于暖，上体无妨略减，所以养阳之生气；棉衣不可顿加，少暖又须暂脱。北方语曰：若要安乐，不脱不着。南方语曰：若要安乐，频脱频着。

夏月冰盘，以阴乘阳也。冬月围炉，以阳乘阴也。阴阳俱不可违时，《内经》曰：智者之养生也，必顺四时而调寒暑。然冬寒犹可近火，火在表也；夏热必戒纳凉，凉入里也。

《济世仁术编》曰：手心通心窍，大热时，以扇急扇手心，能使遍体俱凉。愚谓不若谚语云：心定自然凉。“心定”二字可玩味。

省心

六淫之邪，其来自外，务调摄所以却之也，至若七情内动，非调摄能却。其中喜怒二端，犹可解释，倘事值其变，忧思悲恐惊五者，情更发于难遏。要使心定则情乃定，定其心之道何如？曰安命。

凡人心有所欲，往往形诸梦寐，此妄想惑乱之确证。老年人多般涉猎过来，其为可娱可乐之事，滋味不过如斯，追忆间，亦同梦境矣。故妄想不可有，并不必有，心逸则日休也。

世情世态，阅历久，看应烂熟，心衰面改，老更奚求？谚曰：求人不如求己。呼牛呼马，亦可由人，毋少介意，少介意便生忿，忿便伤肝，于人何损？徒损乎己耳。

少年热闹之场，非其类则弗亲。苟不见几知退，取憎而已。至于二三老友，相对闲谈，偶闻世事，不必论是非，不必较长短，慎尔出话，亦所以定心气。

《语》云：及其老也，戒之在得。财利一关，势难打破，亦念去日已长，来日已短，虽堆金积玉，将安用之？然使恣意耗费，反致奉身匮乏，有待经营，此又最苦事，故节俭二字，始终不可忘。

衣食二端，乃养生切要事。然必购珍异之物，方谓于体有益，岂非转多烦扰？食但慊其心所欲，心欲淡泊，虽肥浓亦不悦口。衣但安其体所习，鲜衣华服，与体不相习，举动便觉乖宜。所以食取称意，衣取适体，即是养生之妙药。

凡事择人代劳，事后核其成可也，或有必亲办者，则毅然办之，亦有可姑置者，则决然置之。办之所以安心，置之亦所以安心，不办又不置，终日往来萦怀，其劳弥甚。

老年肝血渐衰，未免性生急躁。旁人不及应，每至急躁益甚，究无济于事也。当以一“耐”字处之，百凡自然就理，血气既不妄动，神色亦觉和平，可养身兼养性。

年高则齿落目昏，耳重听，步蹇涩，亦理所必致，乃或因是怨嗟，徒生烦恼。须知人生特不易到此地位耳！到此地位，方且自幸不暇，何怨嗟之有？

寿为五福之首，既得称老，亦可云寿，更复食饱衣暖，优游杖履，其获福亦厚矣。人世间境遇何常，进一步想，终无尽时；退一步想，自有余乐。《道德经》曰：知足不辱，知止不殆，可以长久。

身后之定论，与生前之物议，己所不及闻，不及知，同也。然一息尚存，必无愿人毁己者，身后亦犹是耳。故君子疾设世而名不称，非务名也，常把一名字着想，则举动自能检饬，不至毁来，否即年至期颐，得遂考终，亦与草木同腐。《道德经》曰：死而不亡者寿。谓寿不徒在乎年也。

8.《寿亲养老新书》对放松心情的论述

(1) 简介

《寿亲养老新书》是我国现存较早的一部老年养生学专著，虽主要论述老年养生及防病治病的理论和方法，但对各个年龄段的人们都有较高的参考价值，问世后为历代医家、养生家所重视，流传较广，甚至还东传到朝鲜、日本等国；其较西方弗罗杰 1724 年写的《老年保健医药》要早好几个世纪。

《寿亲养老新书》四卷，刊于 1307 年。第一卷为北宋陈直撰，本名《养老奉亲书》。第二至第四这三卷，是元代邹铉所续增，与陈直书合为一编，更题今名。第一卷广泛搜集老人“食治之方，医药之法，摄养之道”，论述老人养生保健的理论和方法，内容涵盖饮食调治、形证脉候、医药扶持、四时养老、食治养老、行住坐卧、宴处起居等。邹铉续增三卷，充实了陈直论述，增补了六字气诀气功养生法、食后将息法、养性、种植、药酒养生等内容，以阐发陈氏未尽之意，还辑录了历代有关养老的嘉言善行七十二事，以弘扬孝爱之心。

陈直，生平不详，仅知曾为承奉郎，于宋神宗元丰年间（1078 ~

1085）为泰州兴化（今江苏省兴化县）县令。邹铉（铉或作铉），字冰壑，晚号敬直老人，泰宁（今属福建）人。据黄应紫序称，邹氏曾官中都，又曾有“总管”之衔。但其仕履，已不能详考。

陈直、邹铉均为官宦，本非医林中人，能撰写养生学专著传世，主要是中国传统医学与儒家的经世致用（即治国平天下）思想通融。另外，古代有“不为良相，便为良医”的说法，反映了儒家侍亲尽孝的理念。因此，在当时社会里，文人名士及官吏，留意医事，兼通医道，习医著书的现象是比较普遍的。

（2）学术特色与指导意义

①提出“虚阳”为老年生理特征

该书卷一“形证脉候篇”提出，“年老之人，痿瘁为常，今反此者，非真阳血海气壮也，但诊左右手脉，须大紧数，此老人延永之兆也。老人真气已衰，此得虚阳气存，充于肌体，则两手脉大，饮食倍进，双脸常红，精神强健，此皆虚阳气所助也”。“虚阳”是相对小儿“稚阳”、青年“成阳”、成年“盛阳”而言的老年生理特征，而“虚阳气存”则是老年人健康的标志。该书强调了“常得虚阳气存”在老年养生防病中的重要性。

②推崇饮食调养

卷一“饮食调治篇”云：“主身者神，养神者精，益精者气，资气者食。食者，生民之天，活人之本也。”认为人的生命活动全靠精、气、神三者来维持，而精、气、神又必须依靠后天饮食来滋养。饮食乃“生民之天”，是维持人们生活与生存的根本。老年之人，真气虚耗，五脏衰弱，全仰后天饮食以滋气血。故强调“凡老人有患，宜先以食治，食治未愈，然后命药，此养老之大法也。是以善治病者，不如善慎疾；善治药者，不如善治食。”提出了食疗胜于药治，防病重于治病的养生观。尤其值得一提的是，书中着重介绍了牛乳的保健作用：“牛乳最宜老人，平补血脉，益心，长肌肉，令人身体康强润泽，面目光悦，其志不衰。故为人子者，常须供之以为常食。或为乳饼，或作断乳等，恒使恣意，充足为度。此物胜肉远矣”。现代研究该书对牛乳的这种认识，颇含科学性，仍有较高的现实指导意义，确实难能可贵。

③主张合理用药扶持

老人“虚阳内存”生理特征决定了老年人一旦患病就会出现“血气已衰”、“百疾易攻”、“宿疾时发”的表现，此时宜用药物“扶持”。并提出这种药物“扶持”之法，“只可用温平顺气、进食补虚、中和之药治之……然后调停饮食，依食医之法，随食性变馔治之”，而不宜妄用汗、吐、下之剂。此乃顾护老人正气的防病治病法。

④提倡精神调摄，以放松心情

该书针对老人心理、生理特点，提倡精神调摄以养老防病：“一者，少言语，养内气；二者，戒色欲，养精气；三者，薄滋味（即饮食素淡），养血气；四者，咽津液，养脏气；五者，莫嗔怒，养肝气；六者，美饮食，养胃气；七者，少思虑，养心气”。卷四古今嘉言善行七十二事中还有“五事”、“十乐”养性方法。“五事”，即静坐、观书、看山水花木、与良朋讲论、教子弟。“十乐”即读义理书、学法帖字、澄心静坐、益友清谈、小酌半醺、浇花种竹、听琴玩鹤、焚香煎茶、登城观山、寓意奕棋。如此精神调摄方法，具有药石所不能及之功。

⑤重视顺时摄养

该书认为“春温以生之，夏热以长之，秋凉以收之，冬寒以藏之。

若气反于时，则皆为疾疠，此天之常道也”。春秋冬夏，四时阴阳，生病起于过用。五脏受气，各有其常变，不适其性而殚精竭力强为，用之过耗，是以病生。倡导“依四时摄养之方，顺五行休王之气，恭怡奉亲，慎无懈怠。”其不仅发挥了《内经》四时养生的理论，并提出了不少四时摄养的具体方法，如春时应时寻花木游赏，登高放意远眺，以畅生气，饮食宜减酸益甘以养脾气；正二月间，乍寒乍热，老人气弱骨疏，卫外力弱，不可顿减棉衣等。即遵前人“天人相应”养生观点，又颇多具体发挥。

⑥传承气功、按摩养生之法

卷三介绍的“太上玉轴六字气诀”，虽始见于南北朝时期陶弘景的《养性延命录》，但该书论述更为详细。这是一种在呼气时分别默念呵、嘘等六个字字音的吐纳养生功法。六字与脏腑相关（如上述的呵配心，嘘配肝等）。练功时可按调理的脏腑不同，辨证选字，按各字发音不同，于呼气时作出相应口形，默念字音，疏调脏腑经络与气血，以达治病保健之功。此功法直到今天，仍然在民间广为流传。该书还介绍了“食后将息法”，是对唐代孙思邈食后将息法的继承发扬。另外，还提倡按摩涌泉穴、肾俞穴来强身健体。

（3）性气好嗜

眉寿之人，形气虽衰，心亦自壮。但不能随时人事，遂其所欲。虽居温给，亦常不足。故多咨煎背执，等闲喜怒，性气不定。止如小儿，全在承奉颜色，随其所欲。严戒婢使子孙，不令违背。若性怒一作，血气虚弱，中气不顺，因而饮食，便成疾患，深宜体悉。常令人随侍左右，不可令孤坐独寝，缘老人孤僻，易于伤感，才觉孤寂，便生郁闷。养老之法，凡人平生为性，各有好嗜之事，见即喜之。有好书画者，有好琴棋者，有好赌扑者，有好珍奇者，有好药饵者，有好禽鸟者，有好古物者，有好佛事者，有好丹灶者。人之僻好，不能备举。但以其平生偏嗜之物，时为寻求，择其精绝者，布于左右，使其喜爱玩悦不已。老人衰倦，无所用心，若只令守家孤坐，自成滞闷。今见所好之物，自然用心于物上，日白看承戏玩，自以为乐。虽有劳倦咨煎，性气自然减可。

(4) 保养

安乐之道，惟善保养者得之。孟子曰："我善养吾浩然之气。"太乙真人曰："一者少言语养内气；二者戒色欲养精气；三者薄滋味养血气；四者咽精液养脏气；五者莫嗔怒养肝气；六者美饮食养胃气；七者少思虑养心气。人由气生，气由神住，养气全神，可得真道。"凡在万形之中，所保者莫先于元气。摄养之道，莫若守中实内以陶和，将护之方须在闲日，安不忘危，圣人预戒，老人尤不可不慎也。春秋冬夏，四时阴阳，生病起于过用，五脏受气，盖有常分，不适其性而强云为，用之过耗，是以病生。善养生者，保守真元，外邪客气，不得而干之。至于药饵，往往招徕真气之药少，攻伐和气之药多。故善服药者，不如善保养。康节先生诗云："爽口物多终作疾，快心事过必为殃。知君病后能服药，不若病前能自防。"郭康伯遇神人授一保身卫生之术云："但有四句偈，须是在处受持。偈云："自身有病自心知，身病还将心自医。心境静时身亦静，心生还是病生时。"郭信用其言，知自护爱，康强倍常，年几百岁。

(5)"五事"、"十乐"

倪正父《经鉏堂杂志》述五事云："静坐，第一；观书，第二；看山水花木，第三；与良朋讲论，第四；教子弟，第五。"述《齐斋十乐》

云："读义理书，学法帖字，澄心静坐，益友清谈，小酌半醺，浇花种竹，听琴玩鹤，焚香煎茶，登城观山，寓意奕棋。虽有他乐，吾不易矣。"

9.《遵生八笺》对放松心情的论述

(1) 简介

《遵生八笺》是一部成书于明代的养生专著，内容十分广泛，凡对人体身心健康可能产生影响的各种问题均有所涉及。全书由相对独立的八个部分构成，故命名为八笺，是明代集养生学之大成的一部名著，也是我国历史上不可多得的一部全面介绍养生理论与方法的养生全书。

《遵生八笺》19卷，明·高濂著。高濂，字深甫，号瑞南道人，又号湖上桃花鱼，钱塘（今浙江杭州市）人。约生活于16～17世纪（我国明嘉靖至万历年间），《明史》无传。通过考查有关文献，发现高濂一生有多方面的成就。他喜好藏书，丁申《武林藏书录》谓："尝筑山满楼于跨虹桥，收藏古今书籍。"叶昌炽《藏书纪事诗》亦称"余所见高氏藏书甚多。"丰富的藏书为他广览博学创造了有利的条件，他在文学、养生、医药等领域均取得了相当大的成就。文学方面，他工于诗文和戏曲，传世的诗集有《雅尚斋诗草》《芳芷楼诗》，戏曲有《玉簪记》《节孝记》等。养生学方面，他为我们留下了集历代养生之大成的《遵生八笺》。

《遵生八笺》共分8个部分，分别为《清修妙论笺》《四时调摄笺》《起居安乐笺》《延年却病笺》《燕闲清赏笺》《饮馔服食笺》《灵秘丹药笺》和《尘外遐举笺》。全书内容非常广泛，包括医药卫生、气功导引、饮食起居、山川逸游、花鸟鱼虫、琴棋书画、笔墨纸砚、文物鉴赏等与养生有关的广博的知识，论述了身心调养、性情陶冶、生活调摄、卫生保健、疾病防治、气功修炼、艺术欣赏等却病延年、养生防病的知识与方法，取材广泛而精当，所介绍的养生方法多非常实用。可见内容涵盖儒、释、道籍、经史杂著、医药著述等丰富的文献。

本书初刊本为明万历十九年（1591 年）雅尚斋本，后世多有翻刻，其主要的版本尚有明崇祯本、清弦雪居本、民国年间石印本及铅印本、上世纪末巴蜀书社排印本等十数种。

该书名为“遵生”，寓意十分深远，含有“尊重、珍爱、珍惜”生命的意思，生命属于每一个人只有一次，没有什么比生命更宝贵，尊重生命、珍爱生命是人类永恒的主题。养生对每个人而言都是至关重要的事，讲求养生之道又必须顺应自然，要遵循生命的规律，故“遵生”又有遵从的意思。历代以来，众多的养生家总结了丰富的养生经验，积累了大量的养生文献，形成了我国独特的蔚为可观的养生文化。《遵生八笺》则是其中最具代表性的养生文献之一，本书从 8 个不同的角度介绍了养生的理论与实践。

(2)《清修妙论笺》——养生总论

【提要】《清修妙论笺》属于养生总论。高濂在本笺中摘抄历代玄经秘典、圣贤教诫、省心律己警句格言300 余条。他认为养生的关键在于养命和养性两方面。养命是指注意气候环境、饮食生活起居方面的保养，勿使身体受到损害。养性是指要提高养生者的自身修养，避免情志过激，有一个良好的心态。前者如引用《要记》云：“一日之忌，暮无饱食；一月之忌，暮无大醉；终身之忌，暮常护气。久视伤血，久卧伤气……春秋脑足俱冻。”后者如引《道林摄生论》云：“勿令心生不足，好恶常令欢喜……常当少思、少念、少欲、少事、少语、少笑、少愁、少乐、少喜、少怒、少好、少恶。此十二少者，养性之都契也。”

【原文】高子曰：摄生尚玄，非崇异也。三教法门，总是教人修身、正心、立身、行己、无所欠缺。为圣为贤，成仙成佛，皆由一念做去。吾人禀二五之精，成四大之体，富贵者，昧养生之理，不问卫生有方；贫穷者，急养身之策，何知保身有道？指神仙之术为虚诬，视禅林之说为怪诞也。六欲七情，哀乐销烁，日就形枯发槁，疾痛病苦，始索草根树皮，以活精神命脉。悲哉，愚亦甚矣！保养之道，可以长年，载之简编，历历可指，即《易》有《颐卦》，《书》有《无逸》，黄帝有《内经》，《论语》有《乡党》，君子心悟躬行，则养德养生，兼得之矣。岂皆外道荒唐说也？余阅典籍，随笔条记成编，笺曰《清修妙论》。

《老子》曰：“人生大期，百年为限。节护之者，可至千岁，如膏之炷小与大耳。众人大言我小语，众人多烦我少记，众人悸怖我不怒。不以人事累意，淡然无为，神气自满，以为长生不死之药。”

《庄子》曰：“能遵生者，虽富贵不以养伤身，虽贫贱不以利累形。”今世之人，居高年尊爵者，皆重失之。

《福寿论》曰：“贫者多寿，富者多促。贫者多寿，以贫穷自困而常不足，无欲以劳其形、伐其性，故多寿。富者奢侈有余，贼心害性，所以折其寿也。”

《阴符经》曰：“淫声美色，破骨之斧锯也。世之人不能秉灵烛以照迷情，持慧剑以割爱欲，则流浪生死之海，是害先于恩也。”

《参赞书》曰：“年高之时，阳气既弱，觉阳事辄盛，必慎而抑之，不可纵心竭意。一度不泄，一度火灭；一度火灭，一度添油。若不制而纵情，则是膏火将灭，更去其油。故《黄庭经》云：“急守精室勿妄泄，闭而宝之可长活。”

黄帝曰：“外不劳形于事，内无思想之患，以恬愉为务，以自得为功，形体不敝，精神不散，可寿百岁。”

彭祖曰：“凡人不可无息，当渐渐除之，人身虚无，但有游气，气息得理，而病不生。”又曰：“道不在烦，但能不思衣，不思食，不思声色，不思胜负，不思得失；不思荣辱，心不劳，神不极，可寿千岁。”

《吕览》曰：“年寿得长者，非短而续之也，毕其数也。毕数之务，在乎去害。何谓去害？大甘、大酸、大苦、大辛、大咸，五者充形，则生害矣。大喜、大怒、大忧、大恐、大哀，五者接神，则生害矣。大寒、大热、大燥、大湿、大风、大霖、大雾，七者动精，则生害矣。”

黄帝问岐伯曰：“余闻上古之人，春秋皆度百岁，而动作不衰，今人年至半百，而动作衰敝，时世异耶？人将失之耶？”对曰：“上古之人，其知道者，法于阴阳，和于术数，饮食有节，起居有常，不妄作劳，故能形与神俱，故尽终其天年，度百岁。今人不然也，以酒为浆，以妄为常，醉以入房，以欲竭精，耗散其真，不知持满，不知御神，务快其心，逆于生乐，起居无节，故半百而衰。”

《亢仓子》曰：“导筋骨则形全，剪情欲则神全，靖言语则福全。”

《唐书》有云：“多记损心，多语耗气。心气内损，形神外散。初虽无觉，久则为弊。”

《续博物志》曰：“眼者身之镜，耳者体之牖，视多则镜昏，听众则牖闭。面者神之庭，发者脑之华，心悲则面焦，脑减则发素。精者体之神，明者身之宝，劳多则精散，营竞则明消。”

应璩诗曰：“昔有行道人，陌上见三叟，年各百余岁，相与锄禾莠。往拜问三叟：何以得此寿？上叟前致词：室内姬粗丑。二叟前致词：量腹接所受。下叟前致词：暮卧不覆首。要哉三叟言，所以寿长久。”

柳公度年八十九，或问之，曰：“吾不以脾胃暖冷物、熟生物，不以元气佐喜怒，气海常温耳。”

温公《解禅六偈》曰：“忿怒如烈火……。”

茅季伟诗云："欺诳得钱君莫羡，得了却是输他便。来往报答甚分明，只是换头不识面。多置田庄广修宅，四邻买尽犹嫌窄。雕墙峻宇无歇时，几日能为宅中客？造作田庄犹未已，堂上哭声身已死。哭人尽是分钱人，口哭原来心里喜。众生心兀兀，常住无明窟，心里为欺谩，口中佯念佛。"是皆真实不虚话也。闻此则少者当戒，况老人乎！

薛子曰："养得胸中无一物，其大浩然无涯。有欲则邪得而入之，无欲则邪无自而入。且无欲则所行自简，又觉胸中宽平快乐，静中有无限妙理。"

又曰："常沉静则含蓄义理深，而应事有力。故厚重静定宽缓，乃进德之基，亦为老人养寿之要。"

"一念之非即遏之，一动之妄即改之，一毫念虑杂妄，便当克去。志固难持，气固难养。主敬可以持志，少欲可以养气。"

"人若不以理制心，其失无涯。故一念之刻即非仁，一念之贪即非义，一念之慢即非礼，一念之诈即非智。此君子不可一念起差，至大之恶，由一念之不善，而遂至滔天。"

"修德行义，守道养真，当不言而躬行，不露而潜修，外此一听于天。若计较成仙作祖，邀名延誉，则日夕忧思，况未必遂，徒自劳扰，是为不知天命。"

"才舒放即当收敛，才言语便思简默。不可乘喜而多言，不可乘快而多事。须有包含，则有余味，发露太尽，恐亦难继。故慎言语，养德之大；节饮食，养生之大。"

"积德积善，不知其善，有时而得用；弃礼背义，不知其恶，有时而蒙害。故庄敬日强，轻肆日偷。"

"圣人不怨天，不尤人，心地多少洒落自在。常人才与人不合即尤人，才不得于事即怨天，其心忿忮劳扰，无一时之宁泰，是岂安命顺时之道？"

“心诚色温，气和词婉，必能动人。若人未己知，不可急求其知；人未己合，不可急求其合。觉人之诈，不形于言，有无限余味。”

“佛言苦乐逆顺，道在其中。夫素富贵行乎富贵，素贫贱行乎贫贱，素患难行乎患难，素夷狄行乎夷狄，随寓而安，圣贤也，何有苦乐逆顺之异哉？苦乐逆顺，固外也，以吾道处之，则无不可。”

“世人所以不达道者，正以浮幻相缠，役役无了时也。苟能具天眼，勘破世故，则虚名薄利，皆为吾累。古之人所以适其适，而不适人之所共适者，为己重也。”

“人生世间，要见识高远。见识高远，则不为浅近眩惑。日观世事之盛衰，夜观气运之消长。由其盛衰也，吾以出处应之；由其消长也，吾以进退随之，则祸可避而害可禳。不然，奔役昏梦，几何不为时势所害?”

“世间陷阱，在在有之，要人醒醒耳。眼一少昧，足一少偏，心一少惑，则堕落阱中，安能出哉？身在阱中，心悔前日之非，晚矣！此君子贵乎知微。”

“心本可静，事触则动。动之吉为君子，动之凶为小人。孟子曰：‘我四十不动心。’是不为外物动也。”

“泛交不若寡交，多求不若慎守。”

“《书》曰：‘必有容，德乃大；必有忍，乃济。’君子立心，未有不成于容忍，而败于不容忍也。容则能恕人，忍则能耐事。一毫之拂，即勃然而怒，一事之违，即愤然而发，是无涵养之力，薄福之人也。是故大丈夫当容人，不可为人容；当制欲，不可为欲制”。

《太上日用经》曰：“饮食餐完，禁口端坐，莫起邪念，世事俱忘，存神定意，眼不视物，耳不听声，息心内守，调息绵绵，呼吸自在，似有如无。心火下降，肾水上升，口中津生，灵真附体，得至长生，与天齐寿。”

《孙真人铭》曰："怒甚偏伤气，思多太损神。神疲心易役，气弱病相萦。勿使悲欢极，当令饮食均。"

《象山要语》曰："精神不运则愚，血脉不运则病。"

《经》曰："心牵于事，火动于中，有动于中，必摇其精。"

虚斋云："食服常温，四体皆春；心气常顺，百病自遁。"至哉斯言！

又曰："乐莫乐于日休，忧莫忧于多求。古之人虽疾雷破山而不震，虽货以万乘而不酬，惟胸中一点堂堂者以为张主。"

嵇叔夜云："服药求汗，或有勿获，愧情一焦，涣然流离，是皆情发于中，而形于外也。因知喜怒哀乐，宁不伤人？故心不挠者神不疲，神不疲则气不乱，气不乱则身泰寿延矣。"

"宠辱不惊，肝木自宁；动静以敬，心火自定；饮食有节，脾土不泄；调息寡言，肺金自全；恬然无欲，肾水自足。此皆吾生药石，人当请事斯语。"

(3)《起居安乐卷》

【提要】《起居安乐笺》阐述了日常生活起居养生的要义和方法，指出养生者首先要保持闲适的心态，再努力营造舒适惬意的生活环境。包括居室布置、生活用具的制备、花草盆景、旅游和旅行用具，以及日常生活的避忌、如何交友等，高氏强调起居要随遇而安，乐天知命。虽然我们今天的生活环境与古代相比已大不相同，但书中所强调的"安乐"这个放松心情的基本原则却是日常起居养生中恒久不变的基本理念。尤其该笺中介绍的许多生活用具、香熏、花草、旅行用具等，仍然具有很高的实用价值。启迪我们可以通过合理的安排日常生活起居以放松心情。

【原文】高子曰：吾生起居，祸患安乐之机也。人能安所遇而遵所生，不以得失役吾心，不以荣辱萦吾形，浮沉自如，乐天知命，休休焉无日而不自得也，是非安乐之机哉？若彼偃仰时尚，奔走要途，逸梦想于燕韩，驰神魂于吴楚，遂使当食忘味，当卧忘寝，不知养生有方，日用有忌，毒形蛊心，枕戈蹈刃，祸患之机乘之矣，可不知所戒哉？余故曰："知恬逸自足者，为得安乐本；审居室安处者，为得安乐窝；保晨昏怡养者，为得安乐法；闲溪山逸游者，为得安乐欢；识三才避忌者，为得安乐戒；严宾朋交接者，为得安乐助。加之内养得术，丹药效灵，耄耋期颐，坐跻上寿，又何难哉？"录古成说，问附己意为编，笺曰《起居安乐》。

(4)《燕闲清赏笺》

【提要】《燕闲清赏笺》介绍了钟鼎、书画法帖、窑玉古玩、文房器具的鉴赏把玩、文学作品欣赏以及焚香鼓琴、栽花种竹的经验。高濂认为，人生过度奔波忙碌，耗心费神，有背养生之旨。启迪我们要学会忙里偷闲，通过种种高雅的艺术欣赏，从而放松心情达到清心乐志的目的，这些对养生有很大的益处。

【原文】高子曰：心无驰猎之劳，身无牵臂之役，避俗逃名，顺时安处，世称曰闲。而闲者匪徒尸居肉食，无所事事之谓。俾闲而博弈樗蒲，又岂君子之所贵哉？孰知闲可以养性，可以悦心，可以怡生安寿，斯得其闲矣。余嗜闲，雅好古，稽古之学，唐虞之训；好古敏求，宣尼之教也。好之，稽之，敏以求之，若曲阜之舄，歧阳之鼓，藏剑仑鼎，兑戈和弓，制度法象，先王之精义存焉者也，岂直剔异搜奇，为耳目玩好寄哉？故余自闲日，遍考钟鼎卣彝，书画法帖，窑玉古玩，文房器具，纤细究心。更校古今鉴藻，是非辩正，悉为取裁。若耳目所及，真知确见，每事参订补遗，似得慧眼观法。他如焚香鼓琴，栽花种竹，靡不受正方家，考成老圃，备注条列，用助清欢。时乎坐陈钟鼎，几列琴书，帖拓松窗之下，图展兰室之中，帘栊香霭，栏槛花研，虽咽水餐云，亦足以忘饥永日，冰玉吾斋，一洗人间氛垢矣。清心乐志，孰过于此？编成笺曰《燕闲清赏》。

10. 王阳明对放松心情的论述

（1）简介

王阳明，名守仁，字伯安，自号阳明、阳明子、阳明山人，学者称其阳明先生。成化八年（1472年）九月三十日生于浙江余姚，正德初因刘瑾、焦芳迫害余姚人，随父迁家至山阴（今绍兴），嘉靖七年十一月二十九日（1529年1月9日）卒于江西南安（今大余县），谥文成。“王阳明是明代最有影响的思想家、政治家和教育家，其武功足以定乱，文治足以兴邦，学术足以承前启后，言行足以化民导俗，故在德行、事功及学问上，皆为时贤难望其项背。如从其治学之精密广博、事功之超卓远大及风骨之豪迈嶙峋来卜评语，则可以肯定地说，儒家所谓‘立功’、‘立德’和‘立言’三不朽者，阳明盖兼而有之也”（钱明《阳明学的形成与发展》第1页）。

（2）王阳明的人生境界

司雁人对王阳明的人生境界评价较为全面，其中认为不拿诋毁挫折太当回事是其阳明境界之一：

纵观阳明一生，其功盖世，其学无伦，但其遭受的不公平也绝无仅有：定四省临界民乱，出生人死之同伴多半未赏；平宸濠之叛，嫉妒者诬其始与贼同谋，见事不成才起兵平叛，此事到死也没作结论；广西之功，有人弹劾其受命征思田，不受命征八寨，朝廷除了派一位微不足道的行人去慰问外，再也没有下文。

诋毁、挫折面前，能化一切不利因素为有利因素，那才叫真本事。君子友我，小人资我，艰难困苦玉成我，阳明始终以这样一种豁达的人生态度，来对待时常遇到的一些大大小小的不顺。“他在极踌躇的境地，说着极超脱的话；他在极困厄的时候，装着极自在的情态。他只在内心奋斗着，外面却表露他一贯的人格”（钱穆《王守仁》第40页）。

弘治五年（1492年）秋，阳明喜中举人，次年春赴京会试，却落了榜。父亲王华，时由翰林院修撰升右春坊右谕德，缙绅知者咸来慰谕。当时的文坛领袖、礼部侍郎李东阳（号西涯），笑着对阳明说：“汝今岁不第，来科必为状元，试作来科状元赋。”落榜并没对阳明的心情造成多大影响，听了这话一时兴起，也不推辞，展纸提笔，一挥而就，诸老连声叫好。但一出王家，就有人嘀咕：“此子取上第，目中无我辈矣。”三年时间转眼就到，“果为忌者所抑”，阳明又一次落榜了。同舍一位也是连续两次落第的举子，觉得无颜见江东父老，阳明安慰说：“世以不得第为耻，吾以不得第动心为耻。”认识的人，都很佩服阳明这种良好的心态（《年谱一》）。

出仕后平庸度日碌碌无为，志向不得舒展，还有人对自己的学问说三道四，江北审囚后，阳明上了九华山，以文抒意：“吾诚不能同草木而腐朽，又何避乎群喙之呶呶!”（《九华山赋》，《全集》卷十九）既然不能白来世上走一遭，别人愿意说什么让他们说去好了，我照样钻研自己的学问，宣扬自己的学说。

正德元年（1506年）十二月，阳明上疏言事，触怒了把持朝政的大太监刘瑾，被投入锦衣卫狱。“幽室魍魉，不寐知夜永”，虽然身处幽室苦挨漫长冬夜，但他觉得做臣子就要尽做臣子的责任，“匡时在贤达，归哉盍耕垅”，匡济不堪的时事就是需要贤达的人站出来，如果不尽责任还不如回家耕田(《不寐》，《全集》第674页)。“俯仰天地间，触目俱浩浩。箪瓢有余乐，此意良匪娇”，他自得地读着《易经》，心气平和地打发暗无天日的牢狱生活(《读易》，《全集》第675页)。一个月后，被推至午门外，廷杖四十，又指为“奸党”，罚跪于金水桥南，令其受到莫大侮辱；革除兵部主事职务，贬谪到贵州龙场驿去做驿丞，官品由原来的正六品撸到“未入流”，降了八九级，并且立即就道，不许停留。人生第一场重大灾难，就这样降临了。

“投荒万里入炎州，却喜官卑得自由”(《龙冈漫兴五首》，《全集》第702页)，置身艰难困苦的环境，阳明也能找到理由让自己快乐起来。古代驿站是供传递公文的差役和过往官吏换马、住宿的地方，龙场驿设驿丞一人，吏一人，马二十三匹，铺陈二十三副。阳明虽为驿丞，却是谪官，不得居驿站，他乐呵呵地亲自动手，和童仆们在离驿站不远的小孤山（即龙冈山）搭草庵栖身。跟他来的人，一个个愁闷不堪，接连病倒了，他为他们烧饭，喂他们食水，给他们歌诗，唱越地小调，讲笑话，逗闷子，终于使他们忘记记了疾病、乡愁等苦楚。

一日，阳明在东山坡发现一个石洞，不禁欣喜若狂，诙谐地说：这洞豹龙犹可存身，比颜回的陋巷强多了。主仆们搬进石洞，相顾而笑，其乐融融。远离了家乡可爱的阳明洞，千里赴谪，投窜荒夷，得遇此洞，阳明心中不由得升腾起一股却望他乡是故乡的感觉，遂将东洞改名为“阳明小洞天”。“洞天”一词本是道家术语，有十大洞天、三十六小洞天、七十二福地之说，皆为神仙居处，所谓“洞中别有天地”。阳明年轻时出入佛老，曾与方术相士为伍，甚至一直以“山人”自诩，所谓“洞中方一日，人间已十年”。阳明对山洞似乎有种特殊的感情，虽说后来他力斥佛老，但这种喜好竟是弥老而不改。把贬所当福地，需要何等的胸怀！正因为如此，龙场才真的成了他“悟道”的福地。

阳明身体并不强健，但来到龙场却觉得精神甚佳。他还领着仆人刀耕火种，在“小洞天”附近的荆棘丛巾，开辟了一个菜园。后来，当地居民就着向阳山坡，为他盖起了一处居所，他遂命名以“龙冈书院”，开始授徒讲学。居室四壁徒立，他取名“何陋轩”——君子居之，何陋之有！客厅少有设施，他取名“宾阳堂”——阳光为友，何处不温暖明亮！凉亭不事雕琢，四周翠竹环绕，他取名“君子亭”——既要为君子，就应像竹子：中虚而静，通而有间；外节而直，遇难而不慑，处困而能亨；挺拔特立，不屈不挠，意态闲闲。

王阳明在《瘗旅文》中说他之所以未死于瘴毒之地，原因盖在于未曾一日心戚戚。君子坦荡荡，小人常戚戚，生活态度决定人生境界。

龙场之前，阳明已能超脱得失荣辱，但尚有生死一念未曾参破，经历了龙场磨难，他连生死也可置之度外了。当听说刘瑾仍将加害时，他干脆自己准备好一口石棺，发誓说：“吾惟俟命而已!”（《年谱一》）这种视死如归的气概，较早前在钱塘江诈死脱身的机巧，反映他由局部灵活转向了整体成熟。

“圣人之道，吾性自足，不假外求”，这一悟，距他与钱姓朋友格竹子，受娄谅点拨“圣人必可学而至”，将近二十年了。这期间，一次次挫折，一桩桩打击，不但使他提高了生存能力，而且提升了心性质量：先是越好名越让他得不到名，打击了他的好名之一心；再监狱，廷杖，贬官，锤炼他的荣辱耐性；直至将生死观打通，活脱脱还他一个“赤子之心”，他才一通俱透了（参见周月亮《王阳明内圣外王的九九方略》第127页）。

平定宸濠叛乱，可以说为朝廷立下了盖世奇功，但阳明奏凯的捷报，却令那些迫切想立战功的将领、监军们十分不快。他们觉得，你王阳明真是多管闲事，你是南赣汀漳巡抚，便该待在赣州；朝廷让你去处理福建兵变，从赣州往汀漳，再去福州，道路要近得多，你为什么要兜一个圈子跑到丰城去呢？听说王阳明似乎与宸濠有瓜葛，宸濠的首席谋士刘养正就和他私交不错，刘养正到过赣州，他的弟子冀元亨也去过南昌，显然是互通情报的。宸濠生日是六月十三，王阳明六月十五到丰城，如果不是去拜寿，时间怎会如此巧合？所有这些疑问加在一起，构成了一种判断：王阳明本来参与了宸濠的叛乱，只是看到形势不好才从背后捅了一刀，成了平叛英雄。

欲加之罪，何患无辞！面对如此莫须有的谰言中伤，阳明沉着应对，不管别人怎么说，自己打好自己的牌：先将宸濠等人犯交给张永，又回南昌稳住局面，接着重上捷音书，一切功名利禄抛于脑后，一切功劳全归朱厚照，保全皇帝的面子，就是保全自己。

剿灭南赣山贼，平定藩王叛乱，阳明以这样的殊勋，却未能进入内阁或升任吏、兵二部尚书。正德十六年（1521 年），武宗死，世宗继，朝廷发了新的敕旨，命阳明为南京兵部尚书，后又因功封为“新建伯”，但跟随其起兵平叛的人员却大多没有封赏，新建伯亦属空头支票，并不兑现“岁支禄米一千石”的待遇。阳明给皇帝上了一封措辞委婉的奏疏（《辞封爵普恩赏以彰国典疏》，《全集》卷十三），恳辞自己的封爵，要求普遍封赏平叛功臣。上疏没有结果，父亲又去世了，守制期间，阳明荣辱毁誉听其自然，专心与弟子论学。

被排挤在家那些年，尽管不断有人推荐阳明做兵部尚书、总督三边、提督京营，也不断有人推荐他入阁做大学士，甚至有人认为，朝廷想要有所作为，非用王阳明不可。但这些建议，只能使当权者更加忌讳。既然当权者忌讳自己过问朝廷的事情，阳明也就不操这份心了，对朝中一切，不置一词。当被“置我有无间，缓急非所赖”时该怎么办呢？阳明的态度是：“吾亦不强语，惟复笑相待。”（《登泰山五首》之五，《全集》第 670 页）

作于正德十五年（1520 年）六月的《啾啾吟》，最能体现阳明的洒落境界："知（智）者不惑仁不忧，君胡戚戚眉双愁？信步行来皆坦道，凭天判下非人谋。用之则行舍即休，此身浩荡浮虚舟。丈夫落落掀天地，岂顾束缚如穷囚！……人生达命自洒落，忧谗避毁徒啾啾！"（《全集》第784页）

性格兼容，胸怀宽广，阳明很好地应用了老子"虚己应物，应物而不伤"的法则，既把自己当回事，更把自己做的事当回事，又不像屈原、贾谊那样自视太高，无法与现实相妥协，只能自速其死。王阳明对待诋毁、对待挫折的现实态度，时时放松心情的境界颠覆了传统中那些口舌英雄的虚幻意义。

11. 曾国藩对放松心情的论述

（1）简介

曾国藩，字伯函，号涤生。1811年出生于湖南湘乡（今双峰县荷叶镇），卒于1872年。同治时封侯爵，世袭。中国清朝时期的军事家、理学家、政治家、文学家，"中兴名臣"之一，晚清散文"湘乡派"创立人。6岁开始读书，28岁中进士。后入翰林院，拜在军机大臣穆彰阿的门下，留京后10年7迁，并连升十级，37岁就官至礼部侍郎，升为二品重臣，后又担任署兵、工、刑、吏部侍郎。他与大学士倭仁、徽宁道何桂珍等为密友，以"实学"相砥砺。曾国藩因丧母返乡守孝，恰逢1852年洪秀全领导的太平天国运动以摧枯拉朽之势夺取了东南大部分省份。翻腾的巨澜横扫湘湖大地，直逼湖南长沙。1853年1月，曾国藩以在籍侍郎的身份被清廷任命为团练大臣。负责湖南的团练招募、训练和自保，他便因势在家乡成功地组建了一支特别的民团——湘军。他以封建宗法关系为纽带，不招游杂、城镇市民，只招募青年农民，挑选同乡、同学、师生和亲友当军官，并先聘营官，由营官自己招募士兵，整个湘军只服从曾国藩一人。他要求将士“忠义血性”、“书生以忠诚相期奖”，与同僚左宗棠、弟弟曾国荃、弟子李鸿章率领这支军队转战10年，1860年湘军总数已达到30万人，并最终平定了太平天国运动。之后曾国藩被加封为兵部尚书衔，授两江总督，并以钦差大臣的身份督办江南军务。从此，曾国藩不但拥有兵权，而且掌握地方大权。不过自打下天京（南京）后，为消除朝廷的疑忌，曾国藩主动收敛羽翼，亲自裁减湘军，在朝中赢得了极好的口碑。后被封为一等勇毅侯，成为清代以文人而封武侯的第一人。

本文从《曾国藩家书》谈放松心情。

（2）养生以少恼怒为本

胸中不宜太苦。须活泼泼地，养得一段生机，亦去恼怒之义也。既戒恼怒。又知节啬，养生之道。已尽其在我者矣。

【原文】

字谕纪泽儿：

卅日成鸿纲到，接尔八月十六日禀。具悉尔十一后连日患病，十六日尚神倦头眩，不知近已痊愈否?

吾于凡事皆守“尽其在我，听其在天”二语，即养生之道亦然。体强者，如富人因戒奢而益富；体弱者，如贫人因节啬而自全。节啬非独食色之性也，即读书用心，亦宜检约，不使太过。余八本匾中，言养生以少恼怒为本。又尝教尔胸中不宜太苦，须活泼泼地，养得一段生机，亦去恼怒之义也。

既戒恼怒，又知节啬，养生之道，已尽其在我者矣。此外，寿之长短，病之有无，一概听其在天，不必多生妄想去计较他。凡多服药饵，求祷神祇。皆妄想也。吾于药医、祷祀等事，皆记星冈公之遗训，而稍加推阐，教示后辈。尔可常常与家中内外言之。

尔今冬若回湘，不必来徐省问，徐去金陵太远也。朱金权拟于初十内外回金陵，欲伴尔回湘。近日贼犯山东，余之调度，概咨少荃宫保处。澄沅两叔信附去查阅，不须寄来矣，此嘱。

同治四年九月初一

【译文】

字谕纪泽儿：

三十日成鸿纲到我这里，接到你八月十六日的寡帖。知道你十一日以后连续几天患病，十六日还感到精神怠倦，头晕目眩，不知近日已痊愈了没有？

我遇事都遵守“尽我个人努力，听凭天意命运”两句话，就是养生之道也是如此。身体强健的人，如同富有的人力戒奢侈而更加富有；体质虚弱的人，如同贫穷的人因节俭而得以自我保全。节俭不光是在饮食、美色上，就是读书用心，也应节约俭省不能太过分。我的八本匾内，讲养生以少恼怒为本。又曾经教导你心中不要太苦。要活泼，培养心中的一片生机，这也是去除恼怒的办法。

既要力戒恼怒，又要知道节俭，于是养生之道中自己能做的就都做到了。除此以外，像年寿长短，得不得病，一概听凭天意，没有必要多生妄想去计较那些。大凡多吃药。求神保佑，都属于妄想。我对医药、祈祷等事，都牢记星冈公的遗训，而稍微加以阐述，用来教育后辈。你可以时常对家中内外说一说。

今年冬天如果你回湘乡，就不必来，徐州见我，徐州离金陵太远了。朱金权将于初十前后回金陵，想与你结伴回湘乡。近日敌军进犯山东，我调度兵马的公文，一概以咨文发到李少荃宫保处。澄、沅两叔的信附去查阅，不要寄来了。此嘱。

同治四年九月初一

（3）保养以莫生肝病为要

功不必自己出，名不必自己成，总以保全身体，莫生肝病为要。善于保养，则能忠能孝而兼能悌矣。

【原文】

沅弟左右：

得弟十三日信，具悉一切。常、丹之克，此闻已先得报。

各城皆得，仅余金陵。城之坚而大，贼之悍而多，实非他处可比，弟切勿焦灼致疾，听其自然而已。如奉旨饬少荃中丞前来会攻金陵，弟亦不必多心，但求了毕兹役。独克固佳，会克亦妙。功不必自己出，名不必自己成，总以保全身体，莫生肝病为要。善于保养，则能忠能孝而兼能悌矣。

泽儿近日全愈，望勿记念。昨得沈中丞信，寄去一阅。上海头批十五万已到否？春霆之九万已另咨商少荃矣。顺问近好。

兄国藩手草（同治三年）四月十六日

【译文】

沅弟左右：

收到第十三日的来信，尽知一切。常州、丹阳的攻克，我这里早已得到报告。

各城都收复了，只剩下金陵。城墙坚固又庞大，敌人凶悍，数量又多，绝非其他地方可以比，弟弟绝不要焦，以至于生病，任其自然最好。如果接到谕旨令李鸭章前来一起攻打金陵城，你也不必多心，只是为了尽快结束这个战役。你单独攻克固然好，联合攻克也妙。功劳不必一人全占，名望不必一人享尽，总要以保全身体，不生肝病为要。善于保养身体，才能做到能忠能孝而且能悌。

泽儿近来已痊愈，不要挂念。昨天收到沈中丞一信。寄去你看看。上海头批十五万已到了吗？春霆的九万已另写文与少荃商量。顺问近好。

兄国藩手草（同治三年）四月十六日

（4）恼怒如蝮蛇，去之不可不勇

此病非药饵所能为力，必须将万事看空，毋恼毋怒，乃可渐渐减轻。蝮蛇螫手，则壮士断其手，所以全生也。吾兄弟欲全其生，亦当视恼怒如蝮蛇，去之不可不勇。

【原文】

沅弟左右：

适闻初六常州克复，初八丹阳克复之信。正深欣慰！而弟之信中有云“肝病已深，痼疾已成，逢人辄怒，遇事辄忧”等语。读之不胜焦虑！

今年以来，苏浙克城甚多，独金陵迟迟尚无把握，又饷项奇绌。不如意之事机、不入耳之言语纷至迭乘。余尚温郁成疾，况弟之劳苦过甚百倍阿兄，心血久亏数倍于阿兄乎？余自春来，常恐弟发肝病，尔弟信每含糊言之，此四句乃露实情，此病非药饵所能为力，必须将万事看空，毋恼毋怒，乃可渐渐减轻。蝮蛇螫手，则壮士断其手，所以全生也。吾兄弟欲全其生，亦当视恼怒如蝮蛇，去之不可不勇，至嘱至嘱！

余年来愧对老弟之事，惟拨去程学启一名将，有损于阿弟。然有损于家，有益于国，弟不必过郁，兄亦不必过悔。顷见少荃为程学启请恤一疏，立言公允，兹特寄弟一阅，请弟且抄后寄还。

李世忠事，十二日奏结。又饷绌情形一片抄阅，即为将来兄弟引退之张本。余病假于四月廿五日满期，余意再请续假，幕友皆劝销假，弟意以为何如？

淮北票盐、课厘两项，每岁共得八十万串，拟概供弟一军。此亦巨款，而弟尚嫌其无几，余于咸丰四、五、六、七、八、九等年，从无一年收过八十万者，再筹此等巨款，万不可得矣。

同治三年四月十三日

【译文】

沅弟左右：

刚刚得到常州克复、丹阳克复的捷报，正在为此事高兴之际，却看到弟弟在信中说："肝病已经愈加严重，痛苦的疾病已经缠身，挥之不去。现在逢人便发怒，遇事便忧愁。"读了之后，兴奋之意顿消，心中不胜焦急。

今年以来，苏、浙克城很多，独金陵迟迟没有攻下，再加上军饷奇缺等等，这些不如意的事情、不堪入耳的议论，纷至沓来，连我都要积郁成疾了，更何况弟弟在军中整日辛苦，比我要胜过十倍！心血久亏之状，自然要数倍于为兄的。自从入春以来，我经常害怕弟弟的肝病复发，而弟弟每次来信均含糊其辞，这次信中的四句话终于暴露了实情，这病却非药物所能治愈的，为人处世必须胸怀广阔，遇事不恼不怒，疾病才可渐渐痊愈。蝮蛇咬手，则壮士断然斩断其手，这才能得以保全生命。沅弟若要保全生命，应把恼怒当作蝮蛇看待，下决心戒恼怒，不可犹豫不决，没有勇气，至嘱至嘱！

这一年来，我做了愧对老弟的事，只调拨程学启一名与你任用，这显然有损阿弟。然而，有损于家，却有益于国，弟弟不必过于抑郁，为兄也不必后悔。刚看到少荃为程学启请恤的疏折，立言公允，现特寄给你看看，请弟弟抄后再寄还给我。

李世忠的事，已经于十二日奏结。至于严重的缺饷一事，就是将来我们兄弟引退的张本。我的病假于四月二十五日满期，我想再续假，幕友都劝我销假，不知你的意见如何？

淮北票盐、厘课两项，每年共得八十万串，准备一概供给弟弟这一军。这也是巨款，而弟弟还嫌少了。我在咸丰四、五、六、七、八、九等几年，从来没有一年收过八十万串的。今后若再想筹集这么大的巨款，恐怕是难上加难了。

同治三年四月十三日

第十二章 国学大师放松心情精粹

1. 国学大师季羡林对放松心情的论述

不论儒家、道家，还是佛家，所表达的思想都是相似的：面对纷繁复杂的人生，保持一种平和淡泊的心态，顺其自然、随遇而安才是最好的方式。

这种随，并不是随便，而是把握机缘，不悲观、不躁进、不刻板、不慌乱、不强求、不忘形，让自己拥有更多的选择和更大的空间。

季羡林先生一贯所欣赏的人生态度，正是这样的境界，如陶渊明的诗句："纵浪大化中，不喜亦不惧。应尽便须尽，无复独多虑。"他认为，对于人生，最合理的态度是顺其自然、泰然处之。

的确，人生苦短、世事无常，未来确实是难以决定和把握的。从降生到成长再到衰亡，人一生中的大多数时期，皆出于被动之中。"纵浪大化中，不喜亦不惧"则是在被动中寻求超脱，将个体生命融进宇宙大化的洪流，吐纳山川，与造化合同一气，随天地同流，与大化永在。

季羡林先生博古通今，学贯中西，即著名的国学大师。季羡林先生一生经历了数次人生起落，经历了无数坎坷，仍能活到98岁高龄，季先生时时放松心情是其重要原因之一。

（1）大肚能容容天下难容之事

名言：“将军额上能跑马，宰相肚里能撑船。”海纳百川，是因为其“有容”，所以“乃大”。每条河流在入海的时候泥沙俱下，如果大海很较真，只要清清的河水而不要泥沙，那么大海恐怕早已经干涸了。

每个人处于社会中，都免不了要与他人打交道。有时难免会面对别人的为难与挑衅，此时，冷静分析、保持风度不失为一种良方。力争“心旷神怡，宠辱不惊”。

1935年，季羡林先生乘火车经苏联西伯利亚赴德国留学，火车经过中苏边界的满洲里，由于苏联海关检查行李，需停车四小时。入境检查是国际惯例，原本无可厚非，但当时的检查人员大概认为，季先生这一帮人，要到一个资本主义国家，恐怕没有好人，因而检查特别严格苛刻。甚至季先生在哈尔滨买的一把粗糙的铁皮壶，也成了被检查的对象。检查人员拿起水壶这里敲敲，那里敲敲，一直敲打不止，似乎怀疑薄薄的一层铁皮下能藏炸弹。季先生有点无法容忍，想要发火。他同车有一位年老的老外，当时正站在身旁，看到季先生的神态，在他耳旁悄悄地说了句：Patience is the great virtue（容忍是伟大的美德）。季先生闻言才心平气和，并对他微笑，表示致谢。的确容忍也并不容易，人们一怒之下会怒发冲冠，也是在所难免。然而能忍常人之不能忍的人，必定能成常人之不能成的大事。

古人曰：“小不忍则乱大谋。”世上不平之事颇多，非你我之力所能改变，若是事事较真、丝毫不让，只会心神俱疲，从而干扰正常生活。

（2）去留无意，宠辱不惊

洪应明在《菜根谭》里说了一句流传千古的佳话："去留无意，漫随天边云卷云舒。宠辱不惊，闲看庭前花开花落。"老子在《道德经》中也曰："宠辱若惊，贵大患若身。何谓宠辱若惊？宠为上，辱为下。得之若惊，失之若惊，是谓宠辱若惊。何谓贵大患若身？吾所以有大患者，为吾有身，及吾无身，吾有何患？"

其实人们想做到不以物喜、不以己悲是多么难啊！而季先生当年做了北大最年轻的教授，他没有得意忘形；后来在"文革"中被打倒，住进了"牛棚"，他没有放弃生命；如今他誉满全球，他还是原来的那个学者。现实生活中能做到像季老那样"宠辱不惊"始终放松心情的人少之又少。

生活中，埋头做你应该做的事，不要去理会周围人的议论；做到不以物喜，不以己悲，这才是真正的大胸怀、大境界，也才是真正的"去留无意，宠辱不惊"。

（3）纵浪大化中，不喜亦不惧

季羡林多次谈到他的座右铭正如陶渊明的诗句："纵浪大化中，不喜亦不惧。应尽便须尽，无复独多虑"

"我是怎样实行这个座右铭的呢？无非是顺其自然，随遇而安而已，没有什么奇招。"

"应尽便须尽，无复独多虑。"（到了应该死的时候，你就去死，用不着左思右想），这句话应该是关键性的。

"他的'尽'就是死。问题是谁来决定'应'还是'不应'。除非自杀，决定权不在自己手中。既然不在自己手中，你就用不着'多虑'（多操心）。这是最合理的态度”。

“关键在一个“‘应’”字，这个“‘应’”字由谁来掌管，由谁来决定呢？我不能知道，反正不由我自己来决定。既然不由我自己来决定，那么——由它去吧”。

“我不是医生，我想贸然提出一个想法。所谓老年忧郁症恐怕十有八九同我上面提出的看法有关，怎样治疗这种病症呢？我本来想用‘无可奉告’来答复。但是，这未免太简慢，于是改写一首打油：题曰‘无题’：

人生在世一百年，
天天有些小麻烦，
最好办法是不理，
只等秋风过耳边”。

（4）走运与倒霉

走运与倒霉，表面上看起来，似乎是绝对对立的两个概念。世人无不想走运，而决不想倒霉。

其实，这两件事是有密切联系的，互相依存的，互为因果的。说极端了，简直是一而二二而一者也。这并不是我的发明创造。两千多年前的老子已经发现了，他说：“祸兮福之所倚，福兮祸之所伏，孰知其极？其无正。”老子的“福”就是走运，他的“祸”就是倒霉。

走运有大小之别，倒霉也有大小之别，而二者往往是相通的。走的运越大，则倒的霉也越惨，二者之间成正比。中国有一句俗话说：“爬得越高，跌得越重。”形象生动地说明了这种关系。

吾辈小民，过着平平常常的日子，天天忙着吃、喝、拉、撒、睡；操持着柴、米、油、盐、酱、醋、茶。有时候难免走点小运，有的是主动争取来的，有的是时来运转，好运从天上掉下来的。高兴之余，不过喝上二两二锅头，飘飘然一阵了事。但有时又难免倒点小霉，“闭门家中坐，祸从天上来”，没有人去争取倒霉的。倒霉以后，也不过心里郁闷几天，对老婆孩子发点小脾气，转瞬就过去了。

但是，历史上和眼前的那些大人物和大款们，他们一身系天下安危，或者系一个地区、一个行当的安危。他们得意时，比如打了一个大胜仗，或者倒卖房地产、炒股票，发了一笔大财，意气风发，踌躇满志，自以为天上天下，唯我独尊。“固一世之雄也”，怎二两二锅头了得！然而一旦失败，不是自刎乌江，就是从摩天高楼跳下，“而今安在哉！”

从历史上到现在，中国知识分子有一个“特色”，这在西方国家是找不到的。中国历代的诗人、文学家，不倒霉则走不了运。司马迁在《太史公自序》中说：“昔西伯拘羑里，演《周易》；孔子厄陈蔡，作《春秋》；屈原放逐，著《离骚》；左丘失明，厥有《国语》；孙子膑脚，而论兵法；不韦迁蜀，世传《吕览》；韩非囚秦，《说难》、《孤愤》；《诗》三百篇，大抵贤圣发愤之所为作也。”司马迁算的这个总账，后来并没有改变。汉以后所有的文学大家，都是在倒霉之后，才写出了震古烁今的杰作。像韩愈、苏轼、李清照、李后主等等一批人，莫不皆然。从来没有过状元宰相成为大文学家的。

了解了这一番道理之后，有什么意义呢？我认为，意义是重大的。它能够让我们头脑清醒，理解祸福的辩证关系；走运时，要想到倒霉，不要得意过了头；倒霉时，要想到走运，不必垂头丧气。心态始终保持平衡，情绪始终保持稳定，此亦长寿之道也。

（5）不完满才是人生

季羡林先生在著《谈人生》一书中曾撰文“不完满才是人生”：

每个人都争取一个完满的人生。然而，自古及今，海内海外，一个百分之百完满的人生是没有的。所以我说，不完满才是人生。

关于这一点，古今的民间谚语，文人诗句，说到的很多很多。最常见的比如苏东坡的词：“人有悲欢离合，月有阴晴圆缺，此事古难全。”南宋方岳（根据吴小如先生考证）诗句：“不如意事常八九，可与人言无二三。”这都是我们时常引用的，脍炙人口的。类似的例子还能够举出成百上千来。

这种说法适用于一切人，旧社会的皇帝老爷子也包括在里面。他们君临天下，“率土之滨，莫非王土”，可以为所欲为，杀人灭族，小事一端，按理说，他们不应该有什么不如意的事。然而，实际上，王位继承，宫廷斗争，比民间残酷万倍。他们威仪俨然地坐在宝座上，如坐针毡。虽然捏造了“龙御上宾”这种神话，他们自己也并不相信。他们想方设法以求得长生不老，他们最怕“一旦魂断，宫车晚出”。连英主如汉武帝、唐太宗之辈也不能“免俗”。汉武帝造承露金盘，妄想饮仙露以长生；唐太宗服印度婆罗门的灵药，期望借此以不死。结果，事与愿违，仍然是“龙御上宾”呜呼哀哉了。

在这些皇帝手下的大臣们，“一人之下，万人之上”，权力极大，骄纵恣肆，贪赃枉法，无所不至。在这一类人中，好东西大概极少，否则包公和海瑞等决不会流芳千古，久垂宇宙了。可这些人到了皇帝跟前，只是一个奴才，常言道：伴君如伴虎，可见他们的日子并不好过。据说明朝的大臣上朝时在笏板上夹带一点鹤顶红，一旦皇恩浩荡，钦赐极刑，连忙用舌尖舔一点鹤顶红，立即涅槃，落得一个全尸。可见这一批人的日子也并不好过，谈不到什么完满的人生。

至于我辈平头老百姓，日子就更难过了。建国前后，不能说没有区别，可是一直到今天仍然是“不如意事常八九”。早晨在早市上被小贩“宰”了一刀；在公共汽车上被扒手割了包，踩了人一下，或者被人踩了一下，根本不会说“对不起”了，代之以对骂，或者甚至演出全武行；到了商店，难免买到假冒伪劣的商品，又得生一肚子气……谁能说，我们的人生多是完满的呢？

再说到我们这一批手无缚鸡之力的知识分子，在历史上一生中就难得过上几天好日子。只一个“考”字，就能让你谈“考”色变。“考”者，考试也。在旧社会科举时代，“千军万马独木桥”，要上进，只有科举一途，你只需读一读吴敬梓的《儒林外史》，就能淋漓尽致地了解到科举的情况。以周进和范进为代表的那一批举人进士，其窘态难道还不能让你胆战心惊，啼笑皆非吗？

现在我们运气好，得生于新社会中。然而那一个“考”字，宛如如来佛的手掌，你别想逃脱得了。幼儿园升小学，考；小学升初中，考；初中升高中，考；高中升大学，考；大学毕业想当硕士，考；硕士想当博士，考。考，考，考，变成烤，烤，烤；一直到知命之年，厄运仍然难免，现代知识分子落到这一张密而不漏的天网中，无所逃于天地之间，我们的人生还谈什么完满呢？

灾难并不限于知识分子：“人人有一本难念的经。”所以我说“不完满才是人生”。这是一个“平凡的真理”；但是真能了解其中的意义，对己对人都有好处。对己，可以不烦不躁；对人，可以互相谅解。这会大大地有利于整个社会的安定团结。

可见人生在世，起初谁都希望完满，不过力争完满也是对的，但无论是王侯将相还是贩夫走卒，所有人的人生都会有遗憾，都不会圆满。完美永远只存在于我们的想象中，它是我们的愿望，但却不可实现。

凡是做人做事，上至国家大事下至亲戚朋友之间的小事，万事皆有缺陷，没有一件是圆满的。

有时候，一时的丰功伟绩，从历史的角度看，却恰恰相反。乾陵有一块“无字碑”，也称丰碑，是为女皇武则天立的一块巨大的无字石碑。

据说“无字碑”就是按武则天本人的临终遗言而立的，其意无非是功过是非让后人评说。武则天辉煌一时，但临终前被逼退位之后，却经历了无休止的荣辱毁誉的风风雨雨。可见，做人做事，不管成功也好，失败也好，做到没有后患的人是极少的，所以得失荣辱我们大可不必放在心上，尽力放松心情。

人生不过百年，选择快乐是一生，选择忧愁也是一生，关键还是看自己的心态。

世界上的人，每天都在忙碌、不安和烦恼中度过，一个烦恼过去，下一个烦恼又来了，愁工作、愁财富、愁子女，……总之，各种各样的烦恼层出不穷，永不停息。

人们每天都在烦恼些什么呢？其实所有人都在“无故寻愁觅恨”，也就是“庸人自扰”。但是，许多事情不是我们忧愁就可以解决的，生气不如生法，只有积极地面对才是更好的出路。“无故寻愁觅恨”，这是《红楼梦》中的一句话，描写一个人的心情“为赋新词强说愁”。其实每个人都是如此啊！“无故”，没有原因的；“寻愁觅恨”，心里讲不出来，烦得很；“有时似傻如狂”，这本来是描写贾宝玉的昏头昏脑境界，饭吃饱了，看看花，郊游一番，坐在那里，无所事事！烦，为什么烦呢？没有理由的。人一旦无所事事，忧愁也就跟着来了。

世间的人大多如此，每天都被各种各样莫名其妙的烦恼所包围，心灵永远没有平静的时候，甚至在睡觉的时候，都在做各种各样奇怪的梦。

《西厢记》也有对人心理情绪描写的词句：“花落水流红，闲愁万种，无语怨东风。”没得可怨的了，把东风都要怨一下。认为东风很讨厌，把花都吹下来了，你这风太可恨了。然后写一篇文章骂风，却不知道自己在发疯。这就是人的境界，花落水流红，闲愁万种是什么愁呢？闲来无事在愁。闲愁究竟有多少？有一万种，讲不出来的闲愁有万种。结果呢？一天到晚怨天尤人，没得可怨的时候，“无语怨东风”。“天下本无事，庸人自扰之”。

总之，既然不完满才是人生，又何必寻愁觅恨怨东风？

（6）缘分与命运

缘分与命运本来是两个词儿，都是我们口中常说，文中常写的。但是，仔细琢磨起来，这两个词儿涵义极为接近，有时达到了难解难分的程度。

缘分和命运可信不可信呢？

我认为，不能全信，又不可不信。

我绝不是为算卦相面的“张铁嘴”、“王半仙”之流的骗子来张目。算八字算命那一套骗人的鬼话，只要一个异常简单的事实就能揭穿。试问普天之下——番邦暂且不算，因为老外那里没有这套玩意儿——同年、同月、同日、同时生的孩子有几万，几十万，他们一生的经历难道都能够绝对一样吗？绝对地不一样，倒近于事实。

可你为什么又说，缘分和命运不可不信呢？

我也举一个异常简单的事实。只要你把你最亲密的人，你的老伴——或者“小伴”，这是我创造的一个名词儿，年轻的夫妻之谓也——同你自己相遇，一直到“有情人终成了眷属”的经过回想一下，便立即会同意我的意见。你们可能是一个生在天南，一个生在海北，中间经过了不知道多少偶然的机遇，有的机遇简直是间不容发，稍纵即逝，可终究没有错过，你们到底走到一起来了。即使是青梅竹马的关系，也同样有个“机遇”问题。这种“机遇”是报纸上的词儿，哲学上的术语是“偶然性”，老百姓嘴里就叫做“缘分”或“命运”。这种情况，谁能否认，又谁能解释呢？没有办法，只好称之为缘分或命运。

北京西山深处有一座辽代古庙名叫“大觉寺”。此地有崇山峻岭，茂林流泉，有300年的玉兰树，200年的藤萝花，是一个绝妙的地方。将近20年前，我骑自行车去过一次。当时古寺虽已破败，但仍给我留下了深刻的印象，至今忆念难忘。去年春末，北大中文系的毕业生欧阳旭邀我们到大觉寺去剪彩，原来他下海成了颇有基础的企业家。他毕竟是书生出身，念念不忘为文化做贡献。他在大觉寺里创办了一个明慧茶院，以弘扬中国的茶文化。我大喜过望，准时到了大觉寺。此时的大觉寺已完全焕然一新，雕梁画栋，金碧辉煌，玉兰已开过而紫藤尚开，品茗观茶道表演，心旷神怡，浑然欲忘我矣。

将近一年以来，我脑海中始终有一个疑团：这个英年岐嶷的小伙子怎么会到深山里来搞这么一个茶院呢？前几天，欧阳旭又邀我们到大觉寺去吃饭。坐在汽车上，我不禁向他提出了我的问题。他莞尔一笑，轻声说："缘分！"原来在这之前他携伙伴郊游，黄昏迷路，撞到大觉寺里来。爱此地之清幽，便租了下来，加以装修，创办了明慧茶院。

此事虽小，可以见大。信缘分与不信缘分，对人的心情影响是不一样的。信者胜可以做到不骄，败可以做到不馁，决不至胜则忘乎所以，败则怨天尤人。中国古话说："尽人事而听天命。"首先必须"尽人事"，否则馅儿饼决不会自己从天上落到你嘴里来。但又必须"听天命"。人世间，波诡云谲，因果错综。只有能做到"尽人事而听天命"，一个人才能永远保持心情的平衡。

第十三章　国医大师放松心情精华

2009年6月19日，国家人力资源和社会保障部、卫生部和国家中医药管理局在北京召开表彰大会，对新中国成立来首届评选出的30位“国医大师”进行表彰。在这30位“国医大师”中，年龄最大的93岁，最年轻的74岁，从事中医临床或中药工作55年以上。他们年至耄耋，精神不老；诊治疾病，思路清晰；带教学生，不遗余力。这与他们常年注重养生是分不开的。他们吸取诸子百家的养生理论，尤其是《黄帝内经》的“天人合一”思想，结合自己的体质与生活环境，按照自然规律去生活，去工作。由于常年的坚持养生，使得他们到了老年仍然保持着年轻人的心态与体魄。

“自古名医多长寿”，这句话在“国医大师”身上得到了体现。

“国医大师”的生活经历，不仅记载着他们的学术经验，还留下了他们宝贵的养生保健的印迹。他们共同的养生经验是：淡泊名利，乐于奉献；食欲有节，荤素搭配；起居有序，不忘作劳；适度锻炼，动静结合；心胸宽阔，善待他人等。但各有特色，精彩纷呈。

1. 李振华　情志安宁，气血通畅

国医大师李振华认为人在生活中保持情志安宁，气血可以通畅，有利于不生疾病，如情志异常可使气血紊乱、瘀滞不通、疾病发作。情志的变化，在人的长期生活中是不可避免的。中医学将人的情志变化归纳为七种，即喜、怒、忧、思、悲、恐、惊，也叫“七情”，但七情的每一种都不可太过，太过即会出现情志不安，气血紊乱而生病。几千年来祖国医学在医疗实践中，观察到不同的情志太过，损伤人的脏器亦不同。如过喜过忧伤心；过怒伤肝；思虑过度伤脾；过悲伤肺；惊恐过度伤肾，这叫“七伤”。“七伤”之病最为常见，尤其忧喜、思虑、恼怒过度，导致的心脏、脾胃、肝病更多。如过怒伤肝，可使肝脏气血失其疏泄条达，气血不畅瘀滞则生热，火热上逆，则可出现头晕、头痛、咽干、口苦、血压增高等病；火热干扰神明，即可出现心烦急躁，易怒，失眠，多梦，记忆力减退，久则多疑幻想，以致神智不能自主，恐惧，生活失去兴趣等重症。肝脏气滞血瘀日久，亦可伤及肝脏本身的器质病变，如肝脏肿大，甚至出现鼓胀等重病。《内经·举痛论》说：“百病生于气也”，临床常见的高血压病、眩晕病、更年期综合征、失眠、神经衰弱病、肝硬化病、抑郁症等，其病因常和气怒伤肝有关。所以情志安宁是养生的重点。在养生方面，主要是情志的休养，最好是要根据《内经·上古天真论》所说：“志闲而少欲，心安而不惧，美其食，任其服，乐其俗，高下不相慕，恬淡虚无，气从以顺”。高寿之人都是心胸宽阔、生活乐观、严于律己、宽以待人、心平气和，故长寿健康。

国医大师李振华在养生方面，除了重视“情志安宁，气血通畅”之外，非常重视“调于四时，天人合一”；“动静结合，形神合一”；“饮食有节，保护脾胃”；“益肾固精，全真养形”。

2. 王玉川 静以养神、淡泊名利

（1）静以养神

《素问·痹论》中说“静则神藏，躁则消亡”。刘元素在《素问·病机气宜保命集》中指出“神太用则劳，其藏在心，静以养之。”国医大师王玉川认为所谓“静则神藏”、“静以养之”，乃指神静而不妄思，既便用神，也要防止用神太过。静是一种心态，是老子所说的“致虚极，守静笃”，是不为名利所困扰的自然之静，这种静有助于神气的潜降内守。反之，神气的过用、躁动，为名利所诱惑，往往容易耗伤人的元气，使人的元气在不知不觉中耗散消亡。

国医大师王玉川认为静以养神的方法，过去的医家讲的很多，但归纳起来还是《黄帝内经》所说的“恬淡虚无”。对于名利要少思少虑，要常乐观，和喜怒，无邪念妄想。气功、意守、调息、静思，这些都有利于神气的内守。而起居有序，也是静养的重要内容。《素问·上古天真论》说“精神内守，病安从来”。可见养神乃是预防疾病的重要前提。

（2）淡泊名利

国医大师王玉川认为人的一生，弹指一挥间，瞬间即逝。人活着是为了奉献，而不是为了名利。人生几十年，没有必要去争名利。什么地位呀，金钱呀，都是身外之物，生不带来，死不带走，何必为其争夺呢！他在老家当过小学教员、中医教师，也有一定的社会地位。到了北京，讲课口音重，学生听不懂，怎么办？那就埋头做研究，一本王冰注的《黄帝内经》翻烂了，书上批注的字密密麻麻，他还自学生物学、物理学，自制图表，虽然清苦寂寞，却乐在其中。总之，要善于自我调节情感，以便养神治身。对外界的名与利，既要有所感受，又要思想安定，明辨是非，保持和谐稳定的心理状态。

3. 王锦之 保持平衡的心态

国医大师王锦之认为心态是人健康与否的重要标志，如果心态平衡了，一个人无论身体还是精神都是健康的，一旦心态失去平衡，那么身心就会出现病态，所以养生首要注重心态，要做到心态平衡，既要现实，又要脱离现实（即高于现实）。为什么这样说呢，医生是一个非常特殊的行业，和其他行业有着很大的不同。作为医生，我们首要的职责是治病救人，但这也是我们谋生的一种手段。所以我们心态要保持平衡，千万不能为谋私利而耽误病人的病情，否则就会因为一点小的私心而出现严重的事故。除此之外，医生也不能有贪功的想法，因为即便是你救治了很多人，但这首先是建立在先贤经验的基础上才能做到的，所以医生要时刻保持一颗谦虚的心。另外医生也是社会的一分子，也会遇到这样那样不开心的事情，这时我们更应该保持一颗平常心。现在是物质生活发达的时代，作为医生不可能不遇到权和钱的问题，这时更应该保持平常心。想当年，他从江苏调到北京来，奉命参加建立北京中医药大学。那时的情况和现在的完全不一样，一切都是白手起家。当时的条件相当的艰苦，但是我们有着一颗上进的心，有着良好的心态，为了中医药的发展我们经常夜以继日的工作，从没有人喊累。所以虽然历经种种磨难，他仍然有着相对健康的身体，这归功于他有一颗平常的心。在学术上更应该做到心态平衡，要能任劳任怨。他认为对自己的学生，就应该像对自己的孩子一样，要全心全意的去教，去传授知识。有人远离学生，而他愿意多接触学生，这样不仅能够使学术有所传承，在和学生接触的同时也是学习的好机会，还可从学生那里听到不同意见，这不就是教学相长吗？人呀，只要光明正大，能够做到心态平衡，就会有一个健康的身体。

4. 邓铁涛　养心

中医的经典著作《素问·灵兰秘典论》指出“主不明则十二官危，使道闭塞而不通，形乃大伤，以此养生则殃，以为天下者，其宗大危，戒之戒之！”国医大师邓铁涛认为《内经》强调养生必先养心，养心是保持脏腑功能健康运行的基础，如果心不处于正常状态，血脉闭塞不通，便会影响各个脏腑的功能，且损伤形体，达不到养生长寿之目的。由于神藏于心“心主神明”，心是一身之主，故调神即养心。中医养神强调的是“静养”，即“神以静为养”，避免外物所扰，保持内心的清净和安宁。

如何“静养”？国医大师邓铁涛认为可从以下几方面人手。

（1）要保养心神，首先要重视七情的调节

所谓“七情”就是喜、怒、忧、思、悲、恐、惊。要进行七情调节，便需要不断修炼自己的精神世界，逐步做到心胸豁达，所谓“海纳百川，有容乃大；壁立千仞，无欲则刚”，这样才能够不受外界环境所左右，摆脱各种物质和名利的困扰，使自己保持内心平静，悠然自得，精神愉悦，情绪稳定的状态。国医大师邓铁涛一生较乐观，爱开玩笑，也很少动怒，

所谓“笑一笑，百年少”，而“发怒是对自己的惩罚”。

(2) 以动促静，修习静心功

就是通过静坐、入定、冥想等方法使自己获得内心的平静，轻装上阵，面对生活。如打坐，其要点是：双腿交叉盘坐，稳坐于板床上。静坐时，上身自然放松，头位正直，自然闭目，含胸拔背，两手置于腹前相互轻握，也可双手自然垂放于两腿上，以人体感觉舒适为度，上半身稍向前倾。舌尖轻抵上腭，自然闭口。坐正后，全身放松。不加意念，听任平素的呼吸习惯，约50次呼吸即可。此法不但晨起和入睡前可以帮助静心，还能在旅途奔波中帮助安定心神。另外，国医大师邓铁涛的体会是练太极拳与八段锦也能使心境平和。

(3) 寄寓书法，以练字养心神

闲暇时，国医大师邓铁涛喜欢练习书法。多年的书法练习，使他受益匪浅。以前一遇到强烈的情绪波动时，他便常持毛笔写字而令自己安静下来，从而保持头脑轻灵，减少不良情绪的干扰。多年修习，现在他一旦提起毛笔，便能很快让心情安定下来，甚至达到“入静”的状态。当然，琴、棋、画等也有此等功效。只要投入进去，必有意想不到的效果。

(4) 充足睡眠，调神养心

调养心神，必须重视睡眠质量；要想睡眠质量高，必须坚持早睡早起，作息规律。各地区长寿老人调查结果表明，寿星们睡眠质量均相当高。为保证高质量睡眠，国医大师邓铁涛自己喜欢用温热水浴足，浴足过程中同时用双手按摩、揉搓脚背及脚心，最好以劳宫穴摩擦涌泉穴，以加速脚部的血液循环，以产生温热感为度，每次10~30分钟，自觉确能帮助入睡。有时，还用一些药材煮水泡脚，具体药物是：怀牛膝30g，川芎30g，天麻15g，钩藤30g，夏枯草10g，吴茱萸10g，肉桂10g。

（5）食疗药治，养心妙法

国医大师邓铁涛比较喜欢吃橙子与榴莲，夏天则适当吃些苦瓜。这些果蔬对养心有帮助。研究表明，经常吃橙子的人，猝死发生率较一般人低；榴莲则具有温养心肾的作用，若吃后有上火感觉，可进食适量山竹以解其温热；夏天适当吃苦瓜则可以清心火。此外，有时他还喜欢炖人参与田七，一般每次各10g左右，可加5g陈皮。广州中医药大学附属医院的心内科对经常吃人参的人与不吃的人行冠脉造影术时发现，前者血管得到较好的保护，比后者更光滑，狭窄程度较轻。

5. 朱良春　动可延年，乐则长寿

自改革开放以来，百姓的物质生活和文化生活逐年提高，老同志退休后，都希望健康长寿，欢度晚年。国医大师朱良春年过九旬，前来询求他长寿之道的人越来越多，他每以“动可延年，乐则长寿”八字赠之。他认为要活就要动，运动可以促进进血液流畅，增进体力，加强抗病防御机能，从而达到延年的目的。但动要适量，不可超量。孔子曰：“乐以忘忧，不知老之将至。”法国哲学家卢梭也讲过，“教他如何生活，不要教他如何躲避死。”要想延年益寿，就要热爱生活，保持乐观。

生命在于运动，运动则可延年。国医大师朱良春对运动锻炼的原则

是，量力而行，以轻松为度，贵在坚持。他每天生活节奏比较紧凑，没有时间去练气功，打太极拳，但他一直坚持上下班骑自行车，外出活动也骑车，这是一种不占时间的锻炼方法。每天早晨或晚上做5～10分钟四肢活动的自由操，即左右摆动四肢，用手指梳头发，然后两手擦面部、摸耳翼，左右缓慢转动头颈，这样能使头目清爽，两腿轻健，减少面部皱纹，控制颈椎病。运动要以身体感觉轻松为度，若运动后感到疲劳就说明运动过量了。

“世人欲知卫生道，喜乐有常嗔怒少，心诚意正思虑除，顺理修身去烦恼。”人是处在社会矛盾之中的，不顺心的事经常遇到，但他从不懊恼、耿耿于怀；对名利之争，一笑了之，泰然自若，真正做到“恬淡虚无，真气从之”。老年人就应该心情乐观，思想放松、放得开。有日本学者提出，老年人要长寿就要做到“忘记子孙、忘记钱财、忘记死亡”，国医大师朱良春认为很有道理。

6. 苏荣扎布　大脑养生

国医大师苏荣扎布认为大脑是机体生命活动的司令部，保持大脑的思维敏捷，开阔思路，是养生保健的重要内容。每天白昼如能保持大脑安静半小时或一小时，就可充分发挥脑组织的潜力，协调生理与情绪，减少热能的消耗。头脑一旦糊涂就什么也谈不上了。保持头脑不退化的最好办法就是勤用大脑，这正如防止旧机器生锈一样，唯一的方法就是让它适当地转动。但用脑不可过度，适时使大脑安静可使全身肌肉放松，气血畅通，达到“心静神安、老而不衰”的境界。情欲与内脏有着直接关系，怒气过盛伤肺充血，暴喜过度气血涣散，思虑太甚伤及脾胃。若心平气和则可平衡阴阳，调和六脉，祛病延年。“笑一笑、十年少，”保持情绪乐观、愉快，也是老年人年轻化不可缺少的方法。蒙医提倡戒疑、戒妒、戒卑、戒傲、戒躁、戒愁、戒嗔、戒悲。元气为生命之本。人要有所追求，但不可奢求。奢求不得，会气阻伤身。人应求其所能求，舍其所不能求，心安自得才能使元气充沛，益寿延年。

7. 张灿玾　知足常乐，能忍自安

(1) 知足常乐，乐以忘忧

国医大师张灿玾认为此所谓知足，非指不求上进，不求提高，不求发展也。就是说对一般的现实生活条件，自当满足。他之一生，从不放弃奋斗目标，也不去追求不必要的奢望，这就是他在物质生活方面坚守的原则。因此，也就不会有过多的烦恼。

安乐，是每个人所向往的。孔子曾自言为“发愤忘食，乐以忘忧，不知老之将至”。说他的得意弟子颜回，“一箪食，一瓢饮，居陋巷，人不堪其忧，回也不改其乐”。忧患与安乐，是人生不可避免的矛盾，问题在于认真地对待和妥善地处理。孔子所说，就是把忧患转化为安乐的实例。国医大师张灿玾的一生也遇到过多次的忧患。如青年时因膝关节病几至致残，中年时期两次住院，及至影响工作能力。在患病期间，尤需记取名言，效仿先辈，正确对待忧患，激发起各种兴趣和爱好，在忧患中寻求安乐。所以在多次的忧患生活中，终能争取身心不受大的影响。否则，很容易在忧患之中，一蹶不振，则身心之健康，自难维持。

(2) 忙里偷闲，能忍自安

国医大师张灿玾认为人之生也，亦百代之过客，匆匆一世，瞬息而逝，欲有所为，忙亦必然。然而人的精力与体力，毕竟有限。欲以有限之体力与神力，去完成无限的事业，就需合理的安排，科学的调节，才可保证精力与体力久用而缓衰，才有可能既不伤体亦不劳神。他在青少年时期，农忙季节下田劳动，都带一本书在休息时读。工作忙碌时，利用休息时可读一点提神的书；阅读专业书劳累时，可以改换专业外的书。兴趣的交替，兴奋点的转移，日久自成习惯，既不劳累，又可休息。

《旧唐书·孝友传》云："郓州寿张人张公艺，九代同居……麟德中，高宗有事泰山，路过郓州，亲幸其宅，问其义由，其人请纸笔，但书百余忍字，高宗赐以缣帛。"国医大师张灿玾在青少年时期，就多次听父亲讲过此事和唐代宗所谓"不痴不聋，不为家翁"的故事。这两个故事，讲的都是对待一些家庭琐事的态度，很有启发性。他的家族，历来人支旺盛，丁口众多。祖父、父亲和他都曾经历过四世同堂的阶段，也基本上是这样去对待一些琐事。就是在社会活动中，凡非原则性重大问题，也是以忍让为是。所以未曾发生过人际关系过度紧张的局面。凡非原则性事，可行则行，不可行则止；不强加于人，可以避免招致不必要的麻烦，造成身心不快。此亦养性之法。

主要参考文献

1. 程士德等. 内经讲义［M］. 上海：上海科学技术出版社，1984.

2. 钱信忠，李艳芳. 健康是财富［M］. 北京：华龄出版社，2003.

3. 洪昭光等. 健康百年不是梦——心血管病防治新理念［M］. 广州：羊城晚报出版社，2003.

4. 刘岱岳等. 人生百岁不是梦［M］. 北京：中国医药科技出版社，1999.

5. 吴阶平等. 中国性科学百科全书［M］. 北京：中国大百科全书出版社，1998.

6. 庞保珍，赵焕云. 健康长寿学［M］. 聊城：山东省聊城市新闻出版局，2005.

7. 王玉川. 中医养生学［M］. 上海：上海科学技术出版社，1992.

8. 黄吉武. 预防医学［M］. 北京：人民卫生出版社，2004.

9. 孙贵范. 预防医学［M］. 北京：人民卫生出版社，2005.

10. 姚廷周. 身心健康六步曲［M］. 北京：中医古籍出版社，2004.

11. 汪德娴. 健康白皮书［M］. 北京：中国三峡出版社，2004.

12. 李学菊. 从脑电、五态性格等变化探讨放松训练心身调节机制. 北京中医药大学. 2004. 中国优秀硕士学位论文全文数据库.

13. 张燕冰. 放松训练对脑电、肌电、情绪的影响. 北京中医药大学. 2003. 中国优秀硕士学位论文全文数据库.

14. 王效道. 专家谈心理健康与调理［M］. 北京：中国社会出版社，

2006.

15. 文秀丽．北京普通高校瑜伽课程开设的现状及其前景展望的研究（学位论文）．北京体育大学．2006. 中国优秀硕士学位论文全文数据库．

16. 张勇．浅谈心理音乐减压的方法．中外健康文摘．医学理论与实践．2008.

17. 清·曹庭栋撰，王振国，刘瑞霞整理．老老恒言［M］．北京：人民卫生出版社，2006.

18. 庞保珍编著．不孕不育中医治疗学［M］．北京：人民军医出版社，2008.

19. 庞保珍编著．不孕不育中医外治法［M］．北京：人民军医出版社，2009.

20. 宋·陈直原著，元·邹铉增续，黄瑛整理．寿亲养老新书［M］．北京：人民卫生出版社，2007.

21. 陈才俊主编．曾国藩家书精粹［M］．北京：海潮出版社，2007.

22. 明·高濂著，王大淳等整理．遵生八笺［M］．人民卫生出版社，2007.

23. 司雁人著．阳明境界［M］．北京：中国社会科学出版社，2007.

24. 季羡林著．谈人生［M］．北京：华艺出版社，2007.

25. 李敏编著．听季羡林讲述人生哲学［M］．北京：石油工业出版社，2008.

26. 伏羲，周文王著．图解周易［M］．沈阳：万卷出版公司，2008.

27. 刘占文，马烈光主编．中医养生学［M］．北京：人民卫生出版社，2007.

28. 肖斌权．零污染［M］．广州：广东经济出版社，2005.

29. （战国）孟子著．图解孟子［M］．沈阳：万卷出版公司，2008.

30. （春秋）老子著．图解道德经［M］．沈阳：万卷出版公司，

2008.

31. （春秋）孔子著．图解论语［M］．沈阳：万卷出版公司，2008.

32. 郭海英主编．中医养生学［M］．北京：中国中医药出版社，2009.

33. 张印生，韩学杰主编．孙思邈医学全书［M］．北京：中国中医药出版社，2009.

34. 李俊德主编．国医大师谈养生［M］．北京：学苑出版社，2010.

35. 郭文．国医大师李振华教授谈养生［J］．养生大世界B版，2011.

36. 庞保珍编著．不孕不育名方精选［M］．北京：人民军医出版社，2011.

37. 庞保珍编著．性功能障碍防治精华［M］．北京：人民军医出版社，2012.